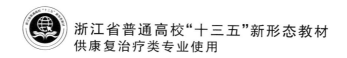

浙江省普通高校"十三五"新形态教材

供康复治疗类专业使用

康复解剖学

主　审　丁自海
主　编　刘玉新
副主编　郭庆河　郭中献　花　先
编　者　（以姓氏笔画为序）

马永贵　铁岭卫生职业学院
马德全　黑龙江护理高等专科学校
王灿彪　大理护理职业学院
方　伟　哈尔滨职业技术学院
代世嗣　贵州护理职业技术学院
吕叶辉　上海健康医学院
刘　静　泰山护理职业学院
刘玉新　宁波卫生职业技术学院
刘伏祥　益阳医学高等专科学校
花　先　河南护理职业学院
李文杰　广州珠江职业技术学院
李连涛　山东医学高等专科学校
李言侠　菏泽家政职业学院
李群锋　衢州职业技术学院
杨吉平　西安医学院
吴宣忠　山东省临沂卫生学校
邵玉普　河南医学高等专科学校
周章福　湖南中医药高等专科学校
郑雪峰　暨南大学基础医学与公共卫生学院
侯小丽　郑州澍青医学高等专科学校
贺继平　山西医科大学汾阳学院
夏福友　遵义医药高等专科学校
郭庆河　济南护理职业学院
曹妍群　邵阳学院
程　龙　铁岭卫生职业学院

微课制作
刘玉新　宁波卫生职业技术学院
任典寰　宁波卫生职业技术学院

标本图片设计
郭中献　郑州国希望教学用品有限公司

U0279446

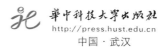

华中科技大学出版社
http://press.hust.edu.cn
中国·武汉

内 容 简 介

本书是浙江省普通高校"十三五"新形态教材。

本书有绪论、上肢、下肢、中轴部、血液循环、神经系统六篇,分肩部、肘部、手腕部、髋部、膝部、足踝部、颅、躯干、心脏、血管、淋巴、中枢神经、周围神经、内脏神经及脑、脊髓被膜和血管共十五个模块。

本书适合康复治疗类专业使用。

图书在版编目(CIP)数据

康复解剖学/刘玉新主编. —武汉:华中科技大学出版社,2022.11
ISBN 978-7-5680-8807-7

Ⅰ.①康… Ⅱ.①刘… Ⅲ.①康复医学 ②人体解剖学 Ⅳ.①R49 ②R322

中国版本图书馆 CIP 数据核字(2022)第 213537 号

康复解剖学
Kangfu Jiepouxue

刘玉新　主编

策划编辑:周　琳
责任编辑:曾奇峰　余　琼
封面设计:廖亚萍
责任校对:曾　婷
责任监印:周治超
出版发行:华中科技大学出版社(中国·武汉)　　电话:(027)81321913
　　　　　武汉市东湖新技术开发区华工科技园　　邮编:430223
录　　排:华中科技大学惠友文印中心
印　　刷:湖北恒泰印务有限公司
开　　本:787mm×1092mm　1/16
印　　张:14.25
字　　数:336 千字
版　　次:2022 年 11 月第 1 版第 1 次印刷
定　　价:69.80 元

网络增值服务

使 用 说 明

欢迎使用华中科技大学出版社医学资源网 yixue.hustp.com

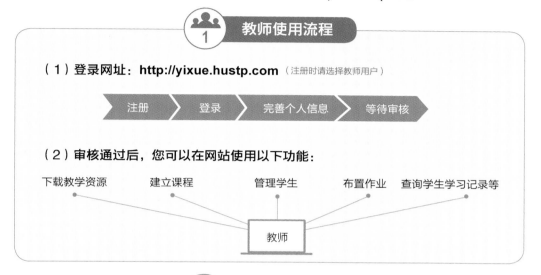

① 教师使用流程

（1）登录网址：http://yixue.hustp.com（注册时请选择教师用户）

注册 ＞ 登录 ＞ 完善个人信息 ＞ 等待审核

（2）审核通过后，您可以在网站使用以下功能：

下载教学资源　建立课程　管理学生　布置作业　查询学生学习记录等

教师

② 学员使用流程

（建议学员在PC端完成注册、登录、完善个人信息的操作）

（1）PC 端操作步骤

　① 登录网址：http://yixue.hustp.com（注册时请选择普通用户）

注册 ＞ 登录 ＞ 完善个人信息

　② 查看课程资源：（如有学习码，请在个人中心－学习码验证中先验证，再进行操作）

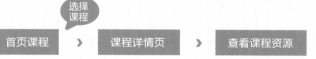

选择课程

首页课程 ＞ 课程详情页 ＞ 查看课程资源

（2）手机端扫码操作步骤

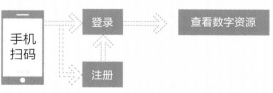

手机扫码 → 登录 → 查看数字资源

注册

前 言

Qianyan

　　康复解剖学是康复治疗、康复治疗技术专业的一门必修的职业能力素质课程。该课程以全身关节为中心，将关节构成、结构特点、周围韧带、骨骼肌和关节运动等内容有机结合，突出专业特点，贴近专业需要，加强学生应用能力培养，实现康复解剖学基础知识专业化。该课程探讨运动损伤解剖结构与康复治疗的关系，让学生掌握人体解剖结构的基本理论、基础知识和基本技能，并注重基础知识的应用、操作技能的规范，采用多种信息化教学手段及先进的教学理念，开展多元化的教学活动，注重德才兼备的康复治疗与技术专业人才培养。该课程也适合从事运动损伤康复及相关专业的人员学习。

　　康复解剖学课程根据后续专业课程及康复类执业资格考试大纲要求，着力培养康复类专业学生应用知识与实际工作能力。奉行"活力课堂"新理念，包括使用教材有活力、教师上课有活力、课程教法有活力、教学场所有活力。借助人体生命科学馆、解剖学实验室进行实验教学，实现理实一体化教学。利用情景模拟、课外活动、开放实验室等多种手段进行反复训练，以使学生熟练掌握相关知识，并使学生对康复解剖学课程知识与技能产生兴趣。

　　本教材在课程教学中融入思政元素，培育学生卫生康复职业核心素养——"仁爱、健康"精神，将"敬佑生命、救死扶伤、甘于奉献、大爱无疆"的新时代医疗卫生职业精神、社会主义核心价值观和唯物辩证思维融入课程。同时培养学生树立卫生健康服务的理念，把做人做事的基本道理、实现民族复兴的理想和责任融入课程之中。

　　本教材为浙江省高等教育学会组织的浙江省普通高校"十三五"新形态教材建设项目，是由郑州国希望教学用品有限公司参与开发的校企合作教材。教材中以嵌入二维码的形式，将案例分析答案、课程思政案例以及教学课件、微课等数字资源融入其中，方便教师开展线上线下混合式教学，方便学生利用碎片化时间学习。

　　诚挚地感谢参与本教材编写的教师们。由于时间和水平有限，教材中不免有不妥和错误之处，恳请广大读者批评指正。

刘玉新

目录

Mulu

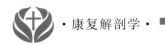

第三篇　下　　肢

第四篇　中　轴　部

第五篇　血　液　循　环

第六篇　神　经　系　统

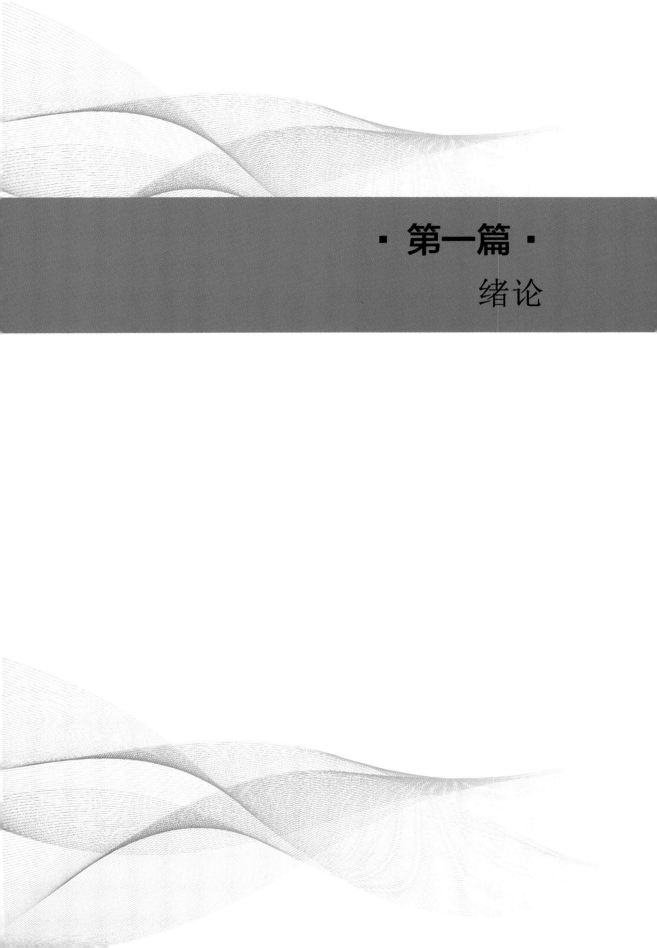

·第一篇·

绪论

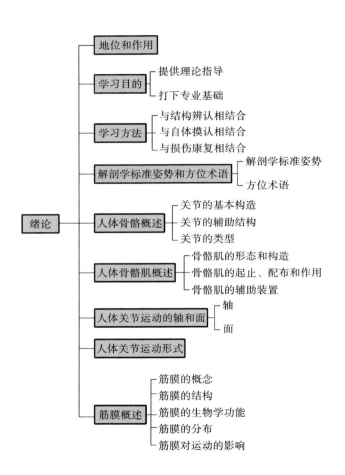

绪论 ─┬─ 地位和作用

├─ 学习目的 ─┬─ 提供理论指导
│   └─ 打下专业基础

├─ 学习方法 ─┬─ 与结构辨认相结合
│   ├─ 与自体摸认相结合
│   └─ 与损伤康复相结合

├─ 解剖学标准姿势和方位术语 ─┬─ 解剖学标准姿势
│   └─ 方位术语

├─ 人体骨骼概述 ─┬─ 关节的基本构造
│   ├─ 关节的辅助结构
│   └─ 关节的类型

├─ 人体骨骼肌概述 ─┬─ 骨骼肌的形态和构造
│   ├─ 骨骼肌的起止、配布和作用
│   └─ 骨骼肌的辅助装置

├─ 人体关节运动的轴和面 ─┬─ 轴
│   └─ 面

├─ 人体关节运动形式

└─ 筋膜概述 ─┬─ 筋膜的概念
            ├─ 筋膜的结构
            ├─ 筋膜的生物学功能
            ├─ 筋膜的分布
            └─ 筋膜对运动的影响

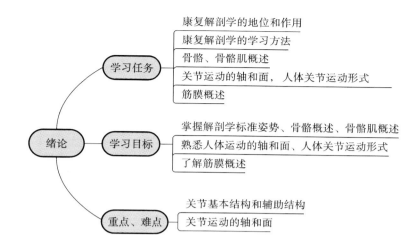

康复解剖学的地位和作用
康复解剖学的学习方法
骨骼、骨骼肌概述
关节运动的轴和面，人体关节运动形式
筋膜概述
学习任务

掌握解剖学标准姿势、骨骼概述、骨骼肌概述
熟悉人体运动的轴和面、人体关节运动形式
了解筋膜概述
学习目标

关节基本结构和辅助结构
关节运动的轴和面
重点、难点

绪论

一、康复解剖学在康复技术中的地位和作用

随着康复医学的发展,各医学、卫生职业院校开设了康复治疗及康复治疗技术专业,主要目的是培养大批康复医师和治疗师。根据工作的需要,康复解剖学教学内容结合触诊解剖学与运动解剖学,重点突出康复治疗专业特点,讲解与康复治疗密切相关的内容,而简化或删减与康复临床关联较少的内容,体现"够用""必需"原则。

康复解剖学是康复治疗专业的必修基础课程,为运动学基础、康复功能评定技术、运动治疗技术、言语治疗技术、社区康复技术等课程及临床实践打下坚实的形态学基础。

二、康复治疗专业学生学习康复解剖学的目的

康复解剖学是一门形态学科,学生可在学习前期课程"人体结构与功能"或"人体形态学"等的基础上,有针对性地加强人体运动系统、心血管系统和神经系统的学习。通过理实一体化教学,将抽象的人体结构知识具体化、立体化,并与康复治疗实践相结合。

1. 为康复治疗的学习提供理论指导 康复解剖学在内容组织上根据专业课需求注重将解剖学知识进行重构,以全身关节为中心,将关节构成、结构特点、周围韧带、骨骼肌和关节运动等内容有机结合,突出专业特点,贴近专业需要,加强学生应用能力培养,实现康复解剖学基础知识专业化。

2. 为康复治疗后续课程打下解剖学专业基础 康复治疗专业培养的康复治疗师主要任务是对伤、病、残者综合协调地应用物理治疗、作业治疗和言语治疗(PT、OT、ST)三大技术,使伤、病、残者最大限度地恢复机体功能。因此在康复解剖学中强化了关节结构特点、血液供应、关节周围骨骼肌起止点、层次、肌束走行、功能及神经支配相关内容,为专业课程的肌力检查、关节活动范围的测定、关节及神经损伤的诊断和康复治疗等教学内容打下基础。

三、康复解剖学的学习方法

1. 人体标本解剖与结构辨认相结合的方法 康复解剖学创新了"骨连结—骨—韧

带—骨骼肌—神经支配"为一体的教学方式。具体要求：①解剖关节重要结构,识别关节表面轮廓、骨性标志与深面骨骼、韧带、骨骼肌结构的联系。②解剖辨认关节局部骨骼肌的名称、位置以及起止点;韧带和滑膜囊的名称与位置。③演示每块骨骼肌的功能。

2. 人体结构与自体摸认相结合的方法 强化实验教学手段,提高学生的综合分析能力。通过对标本的观察、辨认和识别,通过自身触摸,建立起立体化形体概念,形成形象记忆。具体方法:①触摸人体每个部分的骨与骨性标志,探索它们与软组织之间的联系。②触摸关节的结构,包括韧带和滑膜囊。③触摸骨骼肌起止点,感受它们的位置、形态、边界和肌纤维方向。④触摸人体重要部位深层的血管、神经、淋巴结的体表标志部位。

3. 人体正常结构与损伤康复相结合的方法 结合标本强化问题意识,培养学生独立思考的能力。在实验教学中要培养学生的损伤康复问题意识,激发学生的创造性思维,鼓励学生探索未知领域。使学生学会独立思考,善于发现问题、提出问题、分析问题和解决问题。

四、解剖学标准姿势和方位术语

(一)解剖学标准姿势

在观察和描述人体各种体位,各结构的形态、位置及相互关系时,都应以解剖学标准姿势为依据。解剖学标准姿势为身体直立,两眼向前方平视;双足并拢,足尖向前,上肢垂于躯干两侧,手掌心向前(拇指向外)。

(二)方位术语

在解剖学标准姿势下,方位术语可帮助描述身体结构的方向和位置,方便记录和使同行之间的交流更精确。每组方位术语是成对的。

1. 上和下 上:近颅者为上。下:近足者为下。如肩关节在膝关节的上方,膝关节在肩关节的下方。

2. 前和后 前:一个结构比另一个结构更接近人体的腹面。后:一个结构比另一个结构更接近人体的背面。如锁骨在肩胛骨的前面。前、后也被分别称为腹侧和背侧。

3. 内侧和外侧 内侧:靠近人体正中矢状面的位置。外侧:远离人体正中矢状面的位置。如脊柱在腰大肌的内侧,腰大肌在脊柱的外侧。

4. 近端和远端 近端:靠近人体躯干或正中线的位置。远端:远离人体躯干或正中线的位置。这组方位术语仅用于四肢的描述。如肘关节在腕关节的近端,踝关节在膝关节的远端。

5. 浅和深 浅:一个结构靠近人体表面。深:一个结构在人体较深的部位。如胸大肌在肋的浅面,肋在胸大肌的深面。

6. 内和外 内:一个结构靠近空腔器官内表面。外:一个结构远离空腔器官外表面。这组方位术语用于空腔器官的描述。如半月板在膝关节内,髌韧带在膝关节外。

五、人体骨骼概述

人体有 206 块骨,所有的骨通过骨连结构成骨骼。骨骼按位置分为颅骨、中轴骨和附肢骨。颅骨由 8 块脑颅骨、15 块面颅骨和 6 块听小骨组成。中轴骨位于人体的中轴,包括脊柱和骨性胸廓,脊柱由 24 块椎骨、1 块骶骨和 1 块尾骨构成;骨性胸廓由 12 对肋骨和 1 块胸骨组成。附肢骨由 64 块上肢骨和 62 块下肢骨组成。

　　骨连结是把相邻骨连接起来的装置,根据骨连结的活动度分为直接连接和间接连接。直接连接是指骨与骨之间借助纤维结缔组织、软骨组织或骨缝直接相连,所连接骨的运动范围极小或完全不能活动。根据连结组织不同,可分为纤维连结、软骨连结和骨性结合 3 种类型。如脑颅骨的连接、相邻椎骨之间借椎间盘的连接(图 1-1)。

微课:人体
骨骼概述

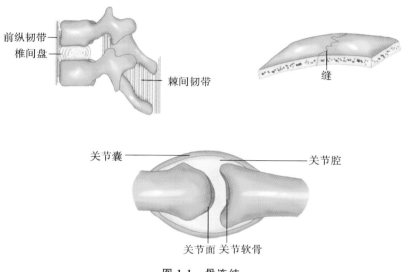

图 1-1　骨连结

　　间接连接又称为关节(滑膜关节),为相邻骨之间借结缔组织构成的囊连接,形成内含少量滑液的囊腔,如肩关节、髋关节等。

1. 关节的基本构造　关节包括关节面、关节囊和关节腔三部分(图 1-2)。

微课:关节的
基本构造

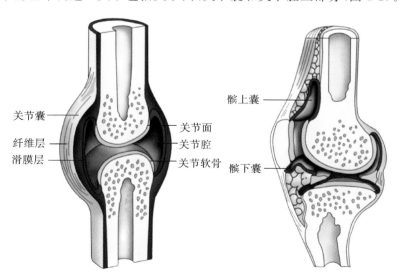

图 1-2　关节的基本构造

（1）关节面：组成关节的骨的接触面。骨端的表面一般为一凸一凹，凸者为关节头，凹者为关节窝。关节面上覆盖一层关节软骨，表面光滑，可减少关节面的摩擦和缓冲关节的振荡。关节软骨无血管、神经分布，由关节囊滑膜层血管渗透和滑液提供营养。

（2）关节囊：包裹在相邻骨端周围的结缔组织。由外层的纤维膜和内层的滑膜构成。纤维膜由致密结缔组织形成，含有丰富的血管和神经，可限制关节的运动幅度。滑膜薄而柔软，可分泌滑液，起到润滑关节的作用。

（3）关节腔：由关节囊和关节面共同围成的密闭腔隙。腔内呈负压，有少量滑液，对维持关节的稳固性和灵活性有一定作用。

2.关节的辅助结构　关节的辅助结构包括韧带、关节盘、关节唇、滑膜襞和滑膜囊等（图 1-3）。

微课：关节的
辅助结构

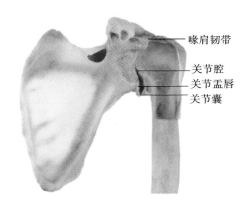

图 1-3　关节的辅助结构

（1）韧带：位于关节囊周围或关节内的致密结缔组织，分囊内韧带和囊外韧带。其连接于两骨之间，可加强关节的稳定性和限制关节的运动幅度。

（2）关节盘：位于关节面之间的纤维软骨板，可适应关节面的接触，并具有弹性，缓冲振荡。如颞下颌关节。

（3）关节唇：位于关节窝周缘的纤维软骨环，可增大关节面接触面积，起到加深关节窝和稳固关节的作用。

（4）滑膜襞和滑膜囊：关节囊滑膜卷曲折叠突入关节腔形成滑膜襞，可起到填充和调节关节腔内压力的作用。如果滑膜襞从关节囊纤维膜薄弱处膨出，位于肌腱与骨面之间形成滑膜囊，可减少肌腱与骨面之间的摩擦。

3.关节的类型　根据结构特点和运动形式的不同，关节分为球窝关节、椭圆关节、滑车关节、鞍状关节、平面关节和车轴关节 6 种类型（图 1-4）。

（1）球窝关节：由一个骨的球形表面与另一个骨的圆凹形表面组合而成。这样的关节能完成 3 轴运动，如髋关节。

（2）椭圆关节：由一个骨的椭圆形凸起表面与另一个骨的椭圆形凹形表面组合而成。这样的关节能完成 2 轴运动，如腕关节。

（3）滑车关节：由一个骨的滑车形凸起表面与另一个骨的滑车形凹形表面组合而成。这样的关节只能完成单轴运动，如肘关节。

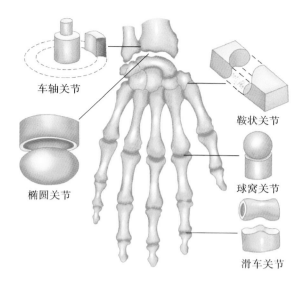

图 1-4　关节的类型

（4）鞍状关节：由两个骨的马鞍形凹形表面组合而成。这样的关节能完成 2 轴运动，如大多角骨与第 1 掌骨间的关节（第 1 腕掌关节）。

（5）平面关节：通常由两个平坦的骨表面构成，是所有滑膜关节中运动幅度最小的关节，如腕骨间关节或跗骨间关节。

（6）车轴关节：一个骨围绕另一骨面旋转组合而成，如寰枢关节。

六、人体骨骼肌概述

骨骼肌受人的意识控制，又称随意肌，是运动的动力装置。全身骨骼肌有 600 余块，约占体重的 40%。

1. 骨骼肌的形态和构造　骨骼肌附着于身体的不同部位，形态各异，有长肌、短肌、扁肌和轮匝肌（图 1-5）。长肌多分布于四肢；短肌多分布于躯干深层；扁肌多分布于胸、腹壁；轮匝肌分布于孔裂的周围。骨骼肌由肌腹和肌腱构成。肌腹起收缩作用，肌腱起固定作用。

2. 骨骼肌的起止、配布和作用　骨骼肌的肌腱附着于两块或两块以上的骨，中间跨过一个或多个关节。肌收缩时，使关节产生运动。骨骼肌靠近四肢近侧端或身体正中线的肌腱附着点称为起点（定点），远离端的肌腱附着点称为止点（动点）（图 1-6）。

骨骼肌在关节周围的配布与关节的运动轴密切相关。根据关节运动轴配备的两组或两组以上作用完全相反的骨骼肌，互称为拮抗肌。关节运动轴同侧配布的两组或两组以上作用相同的骨骼肌，称为协同肌。骨骼肌在神经系统的调控下，相互配合完成关节的各种运动。

3. 骨骼肌的辅助装置　骨骼肌的辅助结构位于骨骼肌的周围，包括筋膜、滑膜囊和腱鞘等。

（1）筋膜：分为浅筋膜和深筋膜（见筋膜概述）。

微课：人体
骨骼肌概述

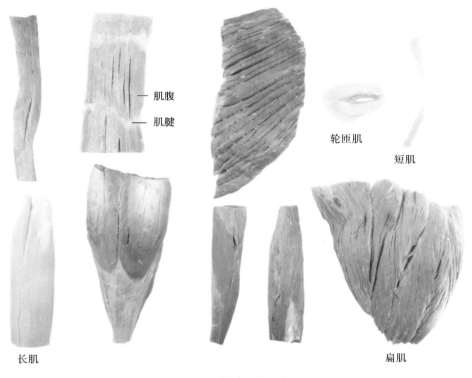

图 1-5　骨骼肌的形态

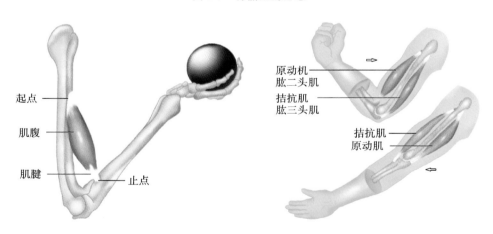

图 1-6　骨骼肌的起止、配布

　　(2)滑膜囊:位于肌腱与骨面附着处,是内含少量滑液的结缔组织囊。其可减少肌腱与骨面之间的摩擦,如髌上囊。

　　(3)腱鞘:位于腕、踝、手指和足趾等活动幅度较大的部位,套在长肌腱外面的鞘管(图 1-7)。腱鞘分纤维层和滑膜层。纤维层由深筋膜增厚形成骨纤维性管道;滑膜层位于管道内,又分为壁层和脏层,包裹肌腱。脏、壁两层相互移行,形成密闭腔隙,称腱滑膜鞘,内含少量滑液,保证肌腱在鞘内灵活滑动。手指腱鞘炎是常见的运动损伤。

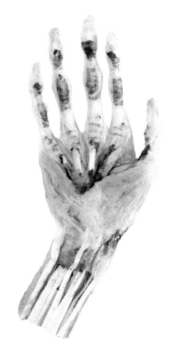

图 1-7 腱鞘

七、人体关节运动的轴和面

（一）轴

根据解剖学标准姿势，假设人体有三种互相垂直的轴，关节沿着轴的方向进行运动（图 1-8）。

1. 矢状轴 前、后方向，与人体的长轴相垂直的轴。

2. 冠状轴 左、右方向，与矢状轴成直角交叉的轴，又称额状轴。

3. 垂直轴 与人体的长轴平行，即与地平面相垂直的轴。

（二）面

根据解剖学标准姿势，可将人体划分为三个平面（图 1-8）。

1. 矢状面 将人体分为左、右两部分的平面，与术语内侧、外侧相关，关节屈、伸在这个平面进行。正中矢状面是将人体分为左、右对称两部分的平面。

2. 额状面 将人体分为前、后两部分的平面，与术语前、后有关，关节内收、外展运动发生在这个平面。

3. 水平面 将人体分为上、下两部分的平面，与术语上、下有关，关节旋转发生在这个平面。

八、人体关节运动形式

人体的运动发生于骨与骨相关节或相连的部位，运动改变骨骼的位置，术语运动形式通常是指关节的运动，如弯曲膝关节称为"屈膝"。具体运动形式如下。

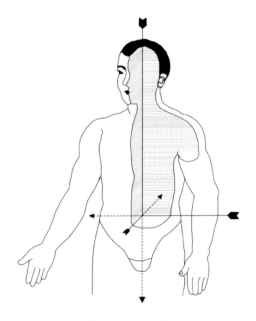

图 1-8　轴与面

1. 屈和伸　屈是指关节弯曲或使两骨相互靠近的运动;伸是指使一个关节变直或打开的运动(图 1-9)。在解剖学标准姿势下,大多数关节是伸的状态。当一个关节伸的角度超过正常范围时,称为过伸。屈、伸是在矢状面(沿冠状轴)进行的。

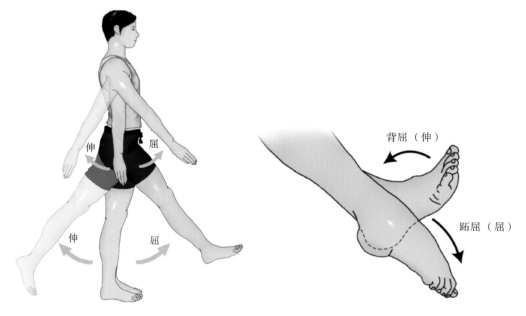

图 1-9　屈和伸

跖屈和背屈专指踝关节的运动。跖屈(屈踝关节)为足尖下垂靠近地面时踝关节的运动,如开车时踩油门的动作。背屈(伸踝关节)则是足尖上抬,足背向小腿前面靠拢,如开车时上抬足尖松开油门踏板的动作。

2.内收和外展 内收是指肢体靠近人体正中线的运动；外展是指肢体远离人体正中线的运动。内收、外展是在额状面（沿矢状轴）进行的。内收、外展常用于描述四肢的运动，对于手指和足趾的收、展，则规定相互靠拢为收、分开为展（图1-10）。

3.旋转 旋转是指绕人体中轴线的运动。其是在水平面（沿垂直轴）进行的。旋前和旋后用于描述前臂的旋转动作。将手背转向前方的运动，称旋前；将手掌恢复到向前的运动，称旋后。

旋内和旋外发生在肩关节和髋关节。旋内是指肢体转向正中线；旋外则是指旋转肢体远离正中线（图1-11）。

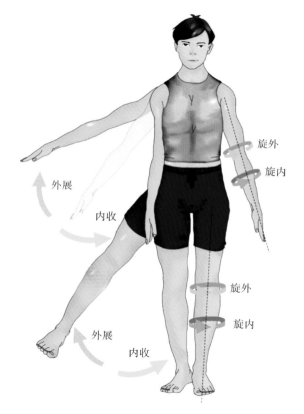

图 1-10　旋转、内收和外展

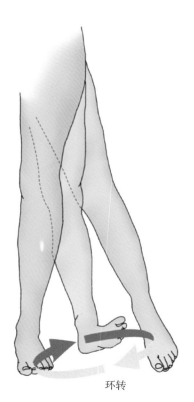

图 1-11　环转

4.环转 环转是指骨的近侧端在原位转动，远侧端做圆周运动。实际上这是屈、展、伸、收依次连续运动，运动轨迹为圆锥形（图1-11）。环转运动可能只发生在肩关节和髋关节。如仰泳时需要肩关节环转运动。

九、筋膜概述

筋膜是由致密的结缔组织构成，位于皮下、肌肉和器官周围的连续的纤维膜（图1-12）。在全身各处，筋膜形成一个三维结缔组织网。

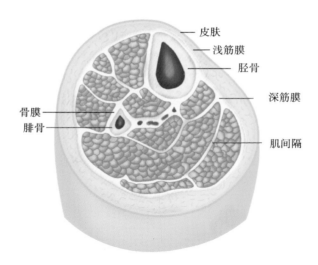

图 1-12　筋膜

（一）筋膜的概念

1. 狭义的筋膜　狭义的筋膜包括浅筋膜和深筋膜。浅筋膜又称皮下筋膜,位于真皮下,覆盖全身,其在不同部位的厚度也不一样。浅筋膜内分布着丰富的神经末梢、皮神经、浅动脉、皮下静脉、毛细血管和淋巴管等。深筋膜又称固有筋膜,由致密结缔组织构成,位于浅筋膜深面,包被体壁、四肢的肌组织、血管和神经等。深筋膜包裹肌腹,形成肌外膜;深入两块肌肉之间,将不同功能的肌群分开,成为肌束膜;深入肌束包裹每一条肌纤维,形成肌内膜。

2. 广义的筋膜　广义的筋膜在狭义筋膜的基础上分布更加广泛,主要由结缔组织构成,包括固有结缔组织中的疏松结缔组织、致密结缔组织、脂肪组织和网状组织,软骨组织和软骨,骨组织,血液及淋巴等。结缔组织无处不在而且参与了人体器官的所有内在结构的构成。

广义的筋膜包括:①基膜:半透膜,上皮组织通过该半透膜从结缔组织摄取营养,此外还具有支持、连接、固定作用。②肌组织周围的结缔组织:肌外膜、肌束膜和肌内膜,分别包绕在肌组织外、肌纤维束外和每条肌纤维周围。③神经周围的结缔组织:神经外膜、神经束膜和神经内膜,分别包绕在神经外、神经纤维束外和每条神经纤维周围;④肌腱、腱鞘和韧带:致密结缔组织,由大量胶原纤维束构成。⑤关节囊、滑膜囊:封闭的结缔组织囊,分内、外两层,内层为滑膜,分泌滑液;外层致密,起连接固定作用。⑥参与器官结构的结缔组织:循环系统器官如心脏、血管、淋巴管的内皮下层、肌层间和外膜;消化管、泌尿管道、生殖管道的黏膜固有层、黏膜下层,肌层间和外膜;实质性器官如肝、胰、脾、胸腺、睾丸、卵巢、肾等表面的纤维囊、脂肪囊、深筋膜等;各种体腔如腹膜腔、胸膜腔、心包腔等。

（二）筋膜的结构

筋膜的组织学结构:筋膜由结缔组织的细胞和细胞外基质构成。筋膜的特性主要取决于结缔组织的细胞和细胞外基质的特点。细胞外基质包括无定形的基质和纤维。

细胞分散于细胞外基质内,细胞外基质富含血管、淋巴管和神经。

1. 筋膜内的细胞 筋膜内的细胞主要包括该组织所固有的细胞和从其他组织迁移的游走性细胞。前者包括成纤维细胞、脂肪细胞和未分化的间充质细胞等;后者包括巨噬细胞、肥大细胞、中性粒细胞、嗜酸性粒细胞、淋巴细胞等。未分化的间充质细胞为筋膜的干细胞,特定情况下可分裂、分化,形成筋膜组织。

2. 细胞外基质 细胞外基质即细胞间质,是位于细胞周围,对细胞的黏附、迁移、增殖、分化等活动产生影响的物质。其为组织、器官甚至整个机体的完整性提供力学支持和物理韧性。在筋膜组织中有毛细血管和感觉、运动装置,如触觉小体、环层小体、肌梭、运动终板等神经末梢,这对筋膜组织的调节功能有至关重要的作用。

3. 纤维 筋膜中包含的纤维有胶原纤维、弹力纤维和网状纤维。其中胶原纤维数量最多,是细胞附着的力学基础,也是传递力学信息的重要结构。在力学作用下纤维排列方向逐渐与力学作用方向相一致。

(三)筋膜的生物学功能

1. 机械支持功能 细胞外基质是构成基膜和结缔组织如骨、软骨、韧带及各种器官被膜的主要成分,在维持机体结构的完整性、为机体提供支架结构方面,具有十分重要的功能。

2. 参与细胞黏附、迁移功能 筋膜内的细胞膜上有整合素,它可与纤维粘连蛋白、层粘连蛋白和胶原蛋白结合。在多细胞生物的发育过程中,许多发育过程和步骤都涉及细胞向新的位点进行迁移。

3. 影响细胞增殖、分化功能 筋膜的细胞外基质具有促有丝分裂的功能,通过促进层粘连蛋白的合成与释放,进一步刺激神经细胞的增殖与分化活动。

(四)筋膜的分布

1. 筋膜在运动系统的分布

(1)软骨:除关节外,软骨表面被覆薄层致密结缔组织,即软骨膜。软骨膜分为两层,外层胶原纤维多,与周围结缔组织相连,主要起保护作用;内层细胞多。软骨膜还含有血管和神经,其血管可为软骨提供营养。

(2)骨骼:除关节面外,骨的内、外表面都覆盖有结缔组织,分别称为骨内膜和骨外膜。骨膜的主要作用是营养骨组织,并为骨的生长和修复提供干细胞。临床上利用骨膜移植治疗骨折、骨和软骨的缺损。

(3)关节:关节具有关节囊,可分为两层,外层为由致密结缔组织形成的纤维膜;内层较疏松,称滑膜,可分泌滑液。

(4)骨骼肌:骨骼肌的周围包裹着结缔组织,其中包裹在整块肌肉外面的结缔组织为肌外膜,是一层致密的结缔组织膜,含有血管和神经,解剖学上称为深筋膜。肌外膜的结缔组织及血管和神经的分支深入肌内,分割和包围大小不等的肌束,形成肌束膜,包裹在每条肌纤维周围的少量结缔组织为肌内膜(图1-13)。肌内膜含有丰富的毛细血管。各层结缔组织膜除有支持、传输营养和保护肌组织的作用外,对单条肌纤维的活动、肌束和整块肌肉的肌纤维群体活动也起着调节作用。

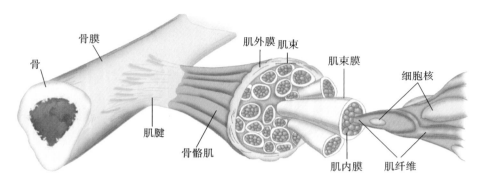

图 1-13 深筋膜

2.神经系统的筋膜分布 周围神经系统中功能相关的神经纤维集合在一起,外包致密结缔组织,称为神经。包裹在神经外面的一层致密结缔组织称神经外膜。神经内的神经纤维,又被结缔组织分隔成大小不等的神经纤维束,包裹每条神经纤维的结缔组织称神经束膜。神经纤维束内的每条神经纤维又有薄层疏松结缔组织包裹,称神经内膜。神经外膜内的纵行血管发出分支,进入神经束膜,进而在神经内膜形成毛细血管网,神经内膜也含有淋巴管。

（五）筋膜对运动的影响

筋膜是有生命的组织,会对刺激产生反应,并在受到压力时做出调整。因此,进行有针对性、规律性的训练可以缓慢、持续地改善筋膜状况。筋膜训练的目标不仅是提高运动效率,而且是利于运动灵活。

首先最大限度地牵拉、拔伸和旋转关节以刺激其深感觉感受器,使髋关节附近的筋膜结缔组织松弛,然后通过针刺、浮针等方法促进局部代谢循环,加速炎性物质的排泄,也可通过产生神经生物学信息,抑制疼痛信号的传入,起到镇痛作用。

肌筋膜疼痛触发点,主要表现在触压触发点时感觉到痛性条索、结节,且可引发局部和远处牵涉痛及活动功能障碍。其治疗多以缓解疼痛症状、改善肌肉紧张度、减少复发为目的。

筋膜除了浅、深筋膜外,还包括内脏筋膜,以保持机体的稳定协调。盆腔肌筋膜疼痛,是由于内、外原因导致肌肉张力带形成、肌力失衡,形成肌筋膜损伤,进而出现肌筋膜触痛点。可通过精确定位肌筋膜触痛点后采取按压牵拉、针刺、药物注射等方法使痉挛短缩的肌肉舒展,恢复血供,从而减轻疼痛。

案例分析答案

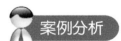 案例分析

一位 20 岁的女大学生,在打网球时崴脚了。当她移动行走时,足底翻向内并伴有剧烈疼痛。康复治疗师检查后,诊断为右脚外踝扭伤。

问题:1.请简述解剖学标准姿势和方位术语。

2.请简述 3 个轴的运动方式。该女生在什么运动方式下造成崴脚?

3.请简述关节的基本构造和辅助装置。该女生崴脚损伤了什么结构?

巩固与练习

（一）填空题

1.骨与骨之间的连接装置称骨连结,其形式可分为_____和_____两类。

2.关节的基本结构由_____、_____和_____构成。

3.每块骨骼肌都由_____和_____两部分构成,其中_____具有收缩能力。

4.肌在固定骨上的附着点称为_____或_____,在移动骨上的附着点称为_____或_____。

5.肌的辅助结构包括_____、_____和_____。

6.筋膜包括_____和_____。

（二）名词解释

1.解剖学标准姿势

2.骨连结

3.腱鞘

4.筋膜

5.运动轴

（三）问答题

1.试述关节的基本构造和辅助结构。

2.试述骨骼肌配布特点及其作用。

3.试述关节的类型和运动形式。

4.试述筋膜的生物学功能。

5.试述筋膜对运动的影响。

（刘玉新）

课程思政案例

在线答题

巩固与练习答案

· 第二篇 ·
上肢

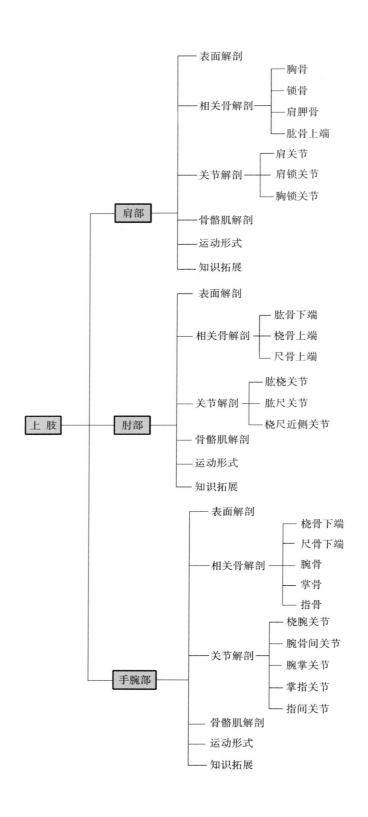

上 肢
├─ 肩部
│ ├─ 表面解剖
│ ├─ 相关骨解剖
│ │ ├─ 胸骨
│ │ ├─ 锁骨
│ │ ├─ 肩胛骨
│ │ └─ 肱骨上端
│ ├─ 关节解剖
│ │ ├─ 肩关节
│ │ ├─ 肩锁关节
│ │ └─ 胸锁关节
│ ├─ 骨骼肌解剖
│ ├─ 运动形式
│ └─ 知识拓展
├─ 肘部
│ ├─ 表面解剖
│ ├─ 相关骨解剖
│ │ ├─ 肱骨下端
│ │ ├─ 桡骨上端
│ │ └─ 尺骨上端
│ ├─ 关节解剖
│ │ ├─ 肱桡关节
│ │ ├─ 肱尺关节
│ │ └─ 桡尺近侧关节
│ ├─ 骨骼肌解剖
│ ├─ 运动形式
│ └─ 知识拓展
└─ 手腕部
   ├─ 表面解剖
   ├─ 相关骨解剖
   │ ├─ 桡骨下端
   │ ├─ 尺骨下端
   │ ├─ 腕骨
   │ ├─ 掌骨
   │ └─ 指骨
   ├─ 关节解剖
   │ ├─ 桡腕关节
   │ ├─ 腕骨间关节
   │ ├─ 腕掌关节
   │ ├─ 掌指关节
   │ └─ 指间关节
   ├─ 骨骼肌解剖
   ├─ 运动形式
   └─ 知识拓展

模块一　肩　　部
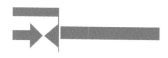

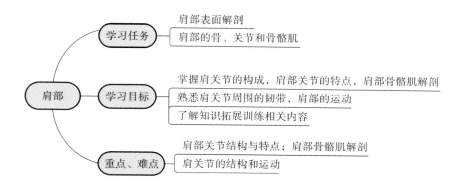

PPT

|任务一　肩部表面解剖|

肩峰为肩关节上方最高的骨性标志,可以此测量肩宽和上肢长度;肱骨大结节为肩峰外缘外下方的骨性突起,可作为确定肩关节中心点的体表标志;肱骨小结节为肩关节前内侧下方的骨性突起,为肌肉的附着点及触摸肱二头肌长头腱的骨性标志;肩胛冈为肩胛骨背面上部的三角形骨性隆起,其游离缘可作为冈上、下窝的分界线。肩胛骨下角平对第 7 肋是临床摸认肋骨和肋间隙的重要标志。

|任务二　肩部相关骨解剖|

一、锁骨

微课:肩部
相关骨解剖

锁骨(clavicle)为平坦的"∽"形弯曲长骨,位于胸廓前上方。其内侧 2/3 凸向前,外侧 1/3 凸向后;内侧端粗大呈圆柱状,为胸骨端,有关节面与胸骨的锁切迹相关节;外侧端扁平,为肩峰端,有关节面与肩胛骨的肩峰相关节。全长可在体表扪到。锁骨支撑肩胛骨,使肩胛骨与胸廓保持一定距离,从而加大了上肢运动的灵活性。锁骨内侧 2/3 与外侧 1/3 交界处比较薄弱,若运动中跌倒时肩部或手部着地,此处易发生锁骨骨折(图 2-1)。

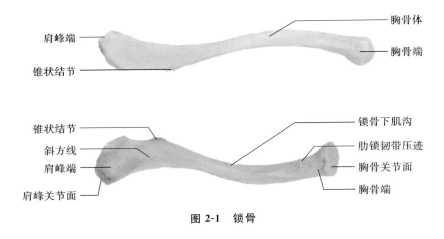

图 2-1　锁骨

二、肩胛骨

肩胛骨（scapula）为三角形扁骨，位于胸廓背外侧上方，介于第 2～7 肋骨之间。底朝上、尖朝下，可分为两面、三缘、三角。前面即腹侧面，有一浅而大的窝，称肩胛下窝（subscapular），与肋骨相邻。背侧面有一横行骨嵴，称肩胛冈（spine of scapula）。冈的上、下分别有浅窝，称冈上窝（supraspinous fossa）和冈下窝（infraspinous fossa）。肩胛冈向外侧延伸的扁平突起，称肩峰（acromion），有关节面与锁骨的肩峰端相关节（图2-2、图 2-3）。

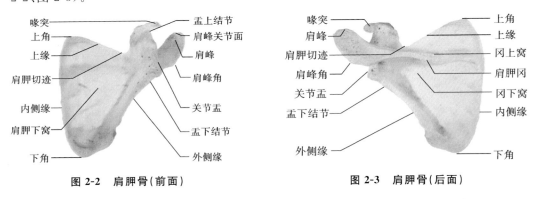

图 2-2　肩胛骨（前面）　　　　　　图 2-3　肩胛骨（后面）

肩胛骨上缘短而薄，外侧部有肩胛切迹，切迹外侧有向前的指状屈起，称喙突。内侧缘薄而锐利，邻近脊柱，也称脊柱缘。外侧缘长而厚，贴近腋窝，亦称腋缘。上角为上缘与脊柱缘的会合处，平对第 2 肋。下角为脊柱缘与腋缘的会合处，平对第 7 肋或第 7肋软骨，为计数肋骨的标志。外侧角为腋缘与上缘的会合处，最肥厚，为朝向外方的梨形浅窝，称关节盂（glenoid cavity），与肱骨头相关节。盂的上、下方粗糙隆起，分别称盂上结节和盂下结节。肩胛冈、肩峰、肩胛骨下角、内侧缘和喙突均可在体表扪到。

三、肱骨上端

肱骨上端有朝向上后方呈半球形的肱骨头（head of humerus），与肩胛骨的关节盂相关节。头周边的环形浅沟，称解剖颈（anatomical neck）。肱骨头的外侧和前方分别有大结节（greater tubercle）和小结节（lesser tubercle），大、小结节向下延续的骨嵴分别称为大结节嵴和小结节嵴。两结节嵴之间有一纵沟，称结节间沟，有肱二头肌长头腱通过。肱骨上端与体交界处稍细的部分，称外科颈（surgical neck），较易发生骨折（图2-4）。

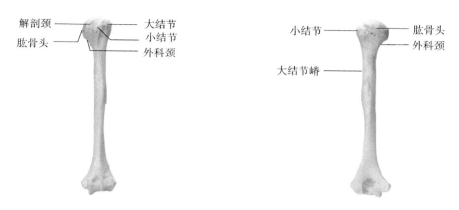

解剖颈　　　　大结节
肱骨头　　　　小结节
　　　　　　　外科颈

小结节　　　　肱骨头
　　　　　　　外科颈

大结节嵴

图 2-4　肱骨上端

┃任务三　肩部关节解剖┃

一、肩关节

微课：肩部
关节解剖

肩关节（glenohumeral joint）是由较大而凸出的肱骨头和小而内凹的肩胛骨关节盂组成的（图2-5）。

肩关节的构成如下。

（1）关节面：肱骨头的关节面向后内上方，表面由关节软骨覆盖；关节盂的关节面在肩胛骨平面朝向前外方向，盂窝上面覆盖有透明软骨，周缘有纤维软骨环组成的盂唇，加深加大了关节窝的面积，使肱骨头与之更加适应，增加了该关节的稳定性。

（2）关节腔：肩关节的关节腔是关节囊的滑膜层与关节软骨之间围成的腔隙，腔内呈负压，增加了关节的稳定性。

（3）关节囊：肩关节的关节囊附着在关节盂的边缘并延伸到肱骨解剖颈。关节囊比较松弛且可扩张，允许肩关节有过度活动的空间。关节的滑膜层可膨出形成滑液鞘或滑膜鞘，以利于肌腱的活动。肱二头肌长头腱在结节间沟滑液鞘内穿过关节囊。囊的上壁有喙肱韧带与冈上肌腱交织在一起融入关节囊的纤维层，囊的前、后壁也有数条肌腱的纤维加入，以增加关节的稳定性。囊的下壁最为薄弱，为关节脱位时肱骨头易滑出部位。

二、肩锁关节

肩锁关节（acromioclavicular joint）是人体上肢的重要关节，属于肢带骨关节。其由锁骨肩峰端关节面与肩胛骨的肩峰关节面构成，属于平面关节，是肩胛骨活动的支点。关节囊较为松弛，关节的上方有肩锁韧带加强，关节囊和锁骨下方有坚韧的喙锁韧

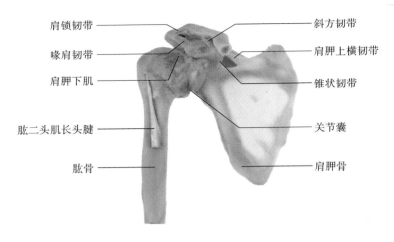

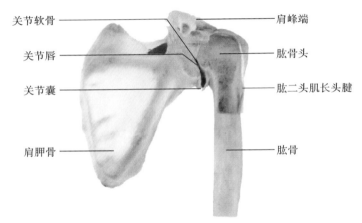

图 2-5 肩关节

带连于喙突。关节面有多种形态且不规则,腔内的关节盘常出现于关节上部,大多数关节盘形状各异,有的缺如,该关节活动范围很小,属于微动关节。

三、胸锁关节

胸锁关节(sternoclavicular joint)是上肢骨与躯干骨间连接的唯一关节。其由胸骨的锁切迹与锁骨的胸骨端及第 1 肋的上面构成,属于多轴关节。关节囊坚韧并有胸锁前、后韧带,锁间韧带、肋锁韧带等囊外韧带加强。关节腔内有纤维软骨构成的关节盘,将关节腔分为外上与内下两部分。关节盘使关节头和关节窝相适应,关节盘由于上缘附着于锁骨头和锁间韧带,下缘附着于第 1 肋软骨,能阻止锁骨向内上方脱位,也能调整不规则的关节面,起到稳定和减震作用。胸锁关节允许锁骨外侧端向前、向后运动 20°~30°,向上、向下运动约 60°;绕冠状轴做微小的旋转和环转运动(图 2-6)。

四、周围韧带

(一)肩关节周围韧带

肩关节周围韧带主要有喙肩韧带、喙肱韧带、喙锁韧带、肩锁韧带及盂肱韧带(图

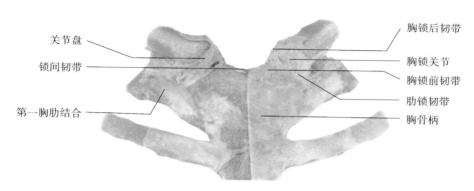

关节盘

锁间韧带

第一胸肋结合

胸锁后韧带

胸锁关节

胸锁前韧带

肋锁韧带

胸骨柄

图 2-6　胸锁关节

2-5）。

1. 喙肩韧带 连于肩胛骨喙突外缘至肩峰内缘的韧带，与喙突和肩峰共同构成喙肩弓，分隔肩峰下关节囊和肩锁关节，是肩关节上部的重要结构，可防止肩关节向上方脱位。

2. 喙肱韧带 连于肩胛骨喙突根部至肱骨大结节前面，与冈上肌腱相愈合，横架于结节间沟上方，加强关节囊的上部，可限制肱骨外旋，防止肱骨头向上脱位。

3. 喙锁韧带 连于肩胛骨喙突至锁骨外侧端下缘的韧带，是稳定肩关节的重要结构。在肩关节脱位手术复位时，此韧带必须修复。

4. 肩锁韧带 连于肩峰关节面至锁骨的肩峰端的韧带，属于平面关节，为肩胛骨活动的支点。

5. 盂肱韧带 连于肱骨解剖颈至肩胛骨盂上结节和关节盂唇之间的韧带，为关节囊前壁增厚所形成的结构，分为盂肱上、中、下韧带，可防止肩关节向前脱位。

（二）胸锁关节周围韧带

胸锁关节周围韧带主要有胸锁前韧带、胸锁后韧带、锁间韧带、肋锁韧带（图 2-6）。

1. 胸锁前韧带 位于胸锁关节囊的前部，为连于锁骨胸骨端前上部至胸骨柄前上部的宽扁韧带，可防止胸锁关节过度向前运动。

2. 胸锁后韧带 位于胸锁关节囊的后部，为连于锁骨胸骨端后面至胸骨柄后上部的宽扁韧带，可防止胸锁关节过度向后运动。

3. 锁间韧带 连于两侧锁骨胸骨端的上缘，致密坚韧，可限制锁骨下降。

4. 肋锁韧带 连于锁骨内侧端的肋粗隆至第 1 肋骨和肋软骨之间，可限制锁骨内侧端上提。

五、关节血供

1. 盂肱关节的血液供应 主要来自胸肩峰动脉，肩胛上动脉，旋肱前、后动脉（图 2-7、图 2-8）。

2. 肩锁关节的血液供应 主要来自胸肩峰动脉（图 2-8）。

3. 胸锁关节的血液供应 主要来自胸廓内动脉、肩胛上动脉（图 2-7）。

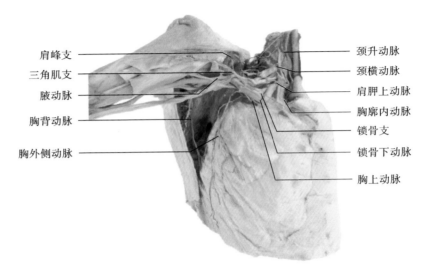

图 2-7　锁骨下动脉及其分支

肩峰支　颈升动脉
三角肌支　颈横动脉
腋动脉　肩胛上动脉
胸肩动脉　胸廓内动脉
胸外侧动脉　锁骨支
锁骨下动脉
胸上动脉

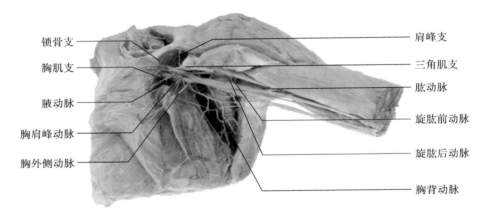

图 2-8　腋动脉及其分支

锁骨支　肩峰支
胸肌支　三角肌支
腋动脉　肱动脉
胸肩峰动脉　旋肱前动脉
胸外侧动脉　旋肱后动脉
胸背动脉

任务四　肩部骨骼肌解剖

微课：肩部
骨骼肌解剖

一、三角肌

三角肌（deltoid）位于肩部，呈三角形（图 2-9）。起于锁骨外侧端、肩峰和肩胛冈，与斜方肌的止点对应，肌束向外下方集中，止于肱骨体外侧的三角肌粗隆。该肌在肩部从前、后、外侧 3 个方向包绕肩关节，使肩部圆隆。腋神经损伤可致该肌瘫痪萎缩，使肩峰突出于皮下。作用：前部肌束可使肩关节屈、旋内和水平屈；中部肌束使肩关节外展；后部肌束使肩关节伸、旋外和水平伸；三部位肌束同时收缩，使上臂外展。当手臂处于外展 60°以内位置时，三角肌作用最弱，而在外展 90°～180°之间作用最强。当手臂自由下垂处于外展 20°以内位置时,三角肌不起作用。

二、胸大肌、胸小肌

胸大肌(pectoralis major)位置表浅,宽而厚,为扇形扁肌,覆盖胸廓前壁的大部,三部位肌束分别起于锁骨内侧半、胸骨和上 6 肋软骨,肌束向外集中,以扁腱止于肱骨大结节嵴。作用:使肩关节内收、旋内和前屈。如上肢固定,可拉躯干向上与臂靠拢,和背阔肌一起完成引体向上的动作,也可提肋助吸气(图 2-9)。

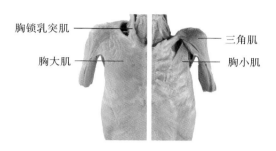

胸锁乳突肌 —— 三角肌
胸大肌 —— 胸小肌

图 2-9 三角肌和胸肌

胸小肌(pectoralis minor)位于胸大肌的深面,为扁而薄的三角形肌。肌束排列呈放射状,以分散的肌齿起于第 3～5 肋的前面,由内下向外上集中止于肩胛骨的喙突。作用:使肩胛骨前伸、下降、下回旋。当肩胛骨固定时,可提肋助深吸气(图 2-9)。

三、肩袖肌

1. 冈上肌(supraspinatus) 位于冈上窝内,斜方肌上部肌束的深面,为长三角肌(图 2-11)。肌束排列呈羽状,起于冈上窝内侧 2/3 处,向外经肩峰和喙肩韧带的下方,跨过肩关节止于肱骨大结节的上部,部分纤维止于肩关节囊。作用:使肩关节外展。该肌不需要三角肌协助就能做全部的外展运动。因此,在脊髓灰质炎和腋神经损伤导致三角肌瘫痪的患者中,肩关节仍可外展。冈上肌腱与喙肩韧带、肩峰及三角肌之间有一大的肩峰下滑膜囊,感染时,两层间易发生粘连,影响滑动,外展肩关节时会引起疼痛并使运动受限。该肌腱也是肩关节周围各肌腱中较易损伤的肌腱之一。

2. 冈下肌(infraspinatus) 位于冈下窝内,小圆肌上方、肩关节的后面(图 2-10)。起于冈下窝,肌束由内向外逐渐集中,止于肱骨大结节的中部。作用:使肩关节旋外并内收。

3. 小圆肌(teres minor) 位于冈下肌的下方,为圆柱形小肌(图 2-10)。起于肩胛骨外侧缘背面,肌束由内向外移行为扁腱,止于肱骨大结节的下部。作用:使肩关节旋外并内收。

4. 肩胛下肌(subscapularis) 位于肩关节的后方,呈三角形(图 2-11)。起于肩胛下窝,肌束向上外经肩关节的前方,止于肱骨小结节。肌腱与肩胛颈之间有一较大的与肩关节相通的肩胛下肌腱下囊。作用:使肩关节旋内及内收。

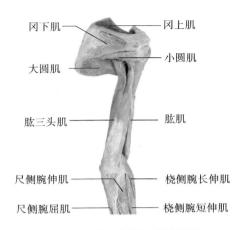

图 2-10　上肢带肌与臂肌后群

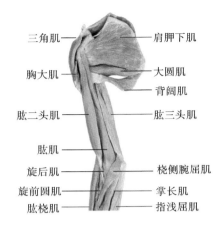

图 2-11　上肢带肌与臂肌前群

　　肩胛骨关节盂浅肱骨头大,关节囊松弛,其稳定性主要依靠周围肌腱来维持。冈上肌腱、冈下肌腱、小圆肌腱及肩胛下肌腱分别止于肩关节的上方、后方、下方及前方,肌纤维与关节囊纤维相互交织,形成肌腱袖(musculo-tendinous cuff),也称为肩袖,可增加肩关节的稳定性。

四、大圆肌

　　大圆肌(teres major)位于小圆肌的下方,为一柱形羽状肌(图 2-10、图 2-11)。起于肩胛骨下角的背面,肌束向上外或经臂的内侧、肱三头肌的前面移行为扁腱,止于肱骨小结节嵴。该肌下缘后面被背阔肌遮盖,肌腹易被触及。作用:使肩关节旋内、内收和后伸。

五、肱二头肌

　　肱二头肌(biceps brachii)位于前臂的前方,呈梭形(图 2-11),其长头以长腱起于肩胛骨的盂上结节,通过肩关节囊,经结节间沟下行;短头在内侧,起自肩胛骨的喙突。两头在臂的下部合并成一个肌腹,向下移行为肌腱,止于桡骨粗隆及前臂骨间膜。作用:屈肘关节;当前臂处于旋前位时,可使其旋后;也可协助屈肩关节。肱二头肌极易触及,肌肉发达者可见臂前面隆起的肌腹,在屈肘及前臂旋后时,肘部可见隆起的肱二头肌腱。

六、肱三头肌

　　肱三头肌(triceps brachii)(图 2-10、图 2-11)起始端有三个头,分别为长头、内侧头和外侧头。长头起于肩胛骨的盂下结节,向下经大、小圆肌之间;内侧头和外侧头分别起于桡神经沟的内下方与外上方的骨面,三个头集中向下,以一总腱止于尺骨鹰嘴。部分腱性纤维向外延伸止于前臂骨间膜,并与肘关节及桡尺近侧关节紧贴,对上述关节具有保护作用。作用:伸肘关节。长头还可伸和内收肩关节。

七、前锯肌

前锯肌(serratus anterior)位于胸廓外侧面,为宽大的扁肌(图 2-12)。以数个肌齿起于上 8~9 个肋的外侧面,肌束排列呈锯齿状,上部肌束水平向后止于肩胛骨的内侧缘,下部肌束斜向后内上止于肩胛骨下角前面。作用:使肩胛骨前伸并与胸廓靠拢,下部肌束可使肩胛骨下角旋外,助臂上举;当肩胛骨固定时,可上提肋助深吸气。若此肌瘫痪,肩胛骨下角离开胸廓而突出于皮下,称为"翼状肩",此时臂不能完全上举,不能做前推动作。

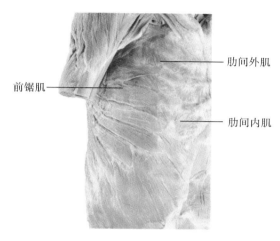

肋间外肌

前锯肌

肋间内肌

图 2-12 前锯肌

任务五 肩部的运动

一、盂肱关节运动

盂肱关节为全身最灵活的关节,可做三轴运动,即在冠状轴上做屈和伸、矢状轴上做内收和外展、垂直轴上做旋内和旋外及环转运动。若臂展超过 40°,常伴有胸锁关节、肩锁关节及肩胛骨的旋转运动。

二、胸锁关节运动

胸锁关节运动为上肢骨与躯干骨间连接的唯一关节,属于多轴关节。胸锁关节绕矢状轴可做向上、向下的运动,运动范围在 10 cm 左右约 60°,如耸肩运动;绕垂直轴做向前、向后的运动,运动范围在 12 cm 左右 20°~30°,如扩胸运动;绕冠状轴做微小的旋转和环转运动,如肩部向前、后的环绕运动。

三、肩关节复合运动参与的骨骼肌

肩关节复合运动参与的骨骼肌见表 2-1。

表 2-1 肩关节复合运动参与的骨骼肌

运动方式	参与的骨骼肌
屈	三角肌前束、胸大肌、喙肱肌
伸	三角肌后束、背阔肌、大圆肌
外展	三角肌、冈上肌
内收	背阔肌、胸大肌、大圆肌
旋外	冈下肌、小圆肌、三角肌后束
旋内	肩胛下肌、背阔肌、胸大肌、大圆肌、三角肌前束

四、肩胛骨运动中参与的骨骼肌

肩胛骨运动中参与的骨骼肌见表 2-2。

表 2-2 肩胛骨运动中参与的骨骼肌

运动方式	参与的骨骼肌
上提	上斜方肌、菱形肌、肩胛提肌
下降	下斜方肌、前锯肌
外展	前锯肌
内收	斜方肌、菱形肌
旋外	前锯肌、上斜方肌、下斜方肌
旋内	菱形肌、肩胛提肌

知识拓展训练

案例分析答案

案例分析

一名男性自行车赛手,在公路上高速骑行,在转弯处突然撞到路边石,人被甩出,志愿者将其抬到担架上,该男子意识清醒,问题对答正常。主诉其左肩疼痛,左臂抬不起来。医生检查:上肢无骨折,左侧臂持续内旋于身体左侧、前臂旋前、臂部上外侧感觉消失。上肢下垂、无力。

诊断:左肩袖损伤,肩关节脱位。

问题:1.正常肩关节的构成和结构特点有哪些?

2.什么是肩袖? 有何功能?

3.患者左臂抬不起来,与哪些骨骼肌瘫痪有关?

4.患者肩关节脱位,最常见向何方位脱位? 如何进行复位?

(贺继平)

课程思政案例

模块二 肘 部

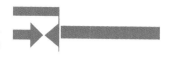

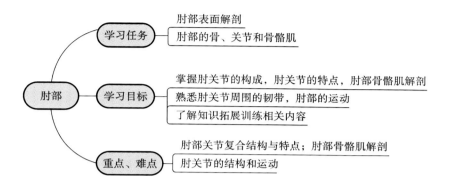

PPT

微课：肘部相关骨解剖

任务一 肘部表面解剖

　　肘部介于臂和前臂之间，肘关节位于其中。肱骨内、外上髁是肘部两侧最突出的骨性标志，容易触及。外上髁的下方可扪及桡骨头（head of radius）。屈肘时，肘前区可看见明显的皮肤褶皱——肘前横纹，在横纹中点可触及肱二头肌腱（tendon of biceps brachii），尤以半屈肘时明显；后区最显著的隆起为尺骨鹰嘴（olecranon of ulna）。

　　肱骨内、外上髁和尺骨鹰嘴都易在体表扪及。当肘关节伸直时，此三点位于一条直线上，当肘关节屈至90°时，此三点的连线构成一尖端朝下的等腰三角形。肘关节发生脱位时，鹰嘴移位，此三点位置关系发生改变。而肱骨髁上骨折时，此三点位置关系不变。

任务二 肘部相关骨解剖

一、肱骨下端

　　肱骨下端较扁，外侧部前面有半球状的肱骨小头（capitulum of humerus），与桡骨相关节；内侧部有滑车状的肱骨滑车（trochlea of humerus），与尺骨相关节（图2-13）。肱骨滑车前上方可见冠突窝；肱骨小头前上方为桡窝；肱骨滑车后上方为鹰嘴窝，伸肘时容纳尺骨鹰嘴。肱骨小头外侧和肱骨滑车内侧各有一突起，分别称外上髁（lateral epicondyle）和内上髁（medial epicondyle）。内上髁后方的浅沟称尺神经沟，尺神经由此

微课：肘部相关骨解剖

经过。肱骨下端与体交界处,即肱骨内、外上髁稍上方,骨质较薄弱,受暴力可发生肱骨髁上骨折。肱骨大结节和内、外上髁均可在体表扪及。

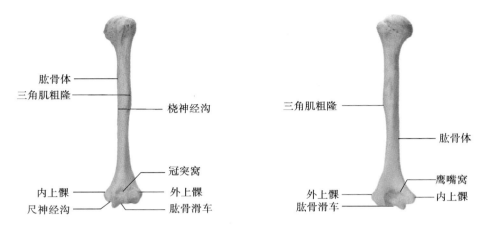

图 2-13　肱骨下端(前面观、后面观)

二、桡骨上端

桡骨(radius)居前臂外侧,分为一体和两端(图 2-14)。上端膨大部分称桡骨头(head of radius),头上面的关节凹与肱骨小头相关节,其周围的环状关节面与尺骨相关节。头下方略细,称桡骨颈(neck of radius)。桡骨颈的内下侧有突起的桡骨粗隆(radial tuberosity),是肱二头肌腱的止点处。

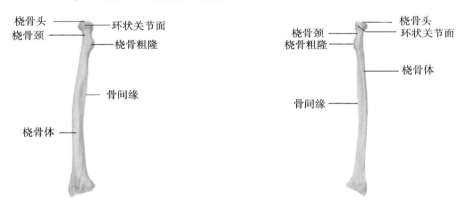

图 2-14　桡骨上端

三、尺骨上端

尺骨(ulna)居前臂内侧,上端粗大,前面有一半圆形深凹,称滑车切迹(trochlear notch),与肱骨滑车相关节。切迹后上方的突起为鹰嘴(olecranon),前下方的突起为冠突(coronoid process)。冠突外侧面有桡切迹,与桡骨头相关节。冠突下方的粗糙隆起,称尺骨粗隆(ulnar tuberosity)(图 2-15)。

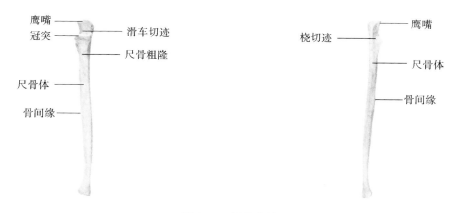

图 2-15 尺骨上端

┃任务三 肘部关节解剖┃

一、肘关节

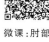

肘关节(elbow joint)是由肱骨下端与尺骨和桡骨上端构成的复关节,包括 3 个关节(图 2-16)。

1. 肱桡关节(humeroradial joint) 由肱骨小头和桡骨头关节凹构成。

2. 肱尺关节(humeroulnar joint) 由肱骨滑车和尺骨滑车切迹构成。

3. 桡尺近侧关节(proximal radioulnar joint) 由桡骨环状关节面和尺骨桡骨切迹构成。

上述 3 个关节包在一个关节囊内,肘关节囊前、后壁薄而松弛,两侧壁厚而紧张,并有韧带加强。囊的后壁最薄弱,故常见桡、尺两骨向后脱位,移向肱骨的后上方。

二、周围韧带

肘关节周围有韧带加强关节的稳定性,主要如下(图 2-16)。

1. 桡骨环状韧带(annular ligament of radius) 位于桡骨环状关节面的周围,两端附着于尺骨桡切迹的前、后缘,与尺骨桡切迹共同构成一个上口大、下口小的骨纤维环以容纳桡骨头,防止桡骨头脱出。幼儿 4 岁以前,桡骨头尚在发育中,环状韧带松弛,在肘关节伸直位猛力牵拉前臂时,桡骨头易被环状韧带卡住,或环状韧带部分夹在肱桡骨之间,从而发生桡骨头半脱位。

2. 桡侧副韧带(radial collateral ligament) 位于肘关节囊的桡侧,由肱骨外上髁向下扩展,止于桡骨环状韧带。

3. 尺侧副韧带(ulnar collateral ligament) 位于肘关节囊的尺侧,由肱骨内上髁向下呈扇形扩展,止于尺骨滑车切迹内侧缘。

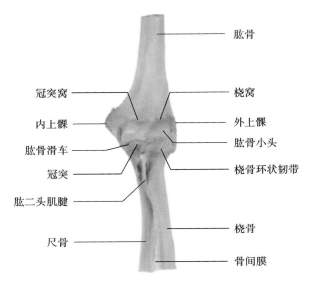

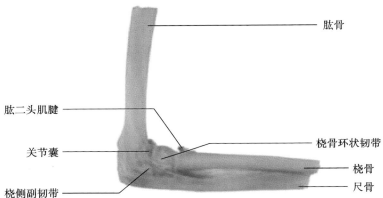

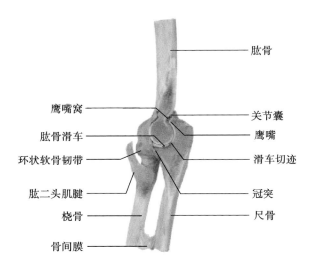

图 2-16　肘关节

三、肘窝解剖

肘窝(cubital fossa)为肘前区的三角形凹窝,其尖指向远侧、底边位于近侧(图2-17)。

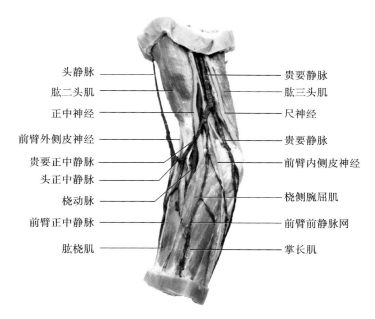

头静脉
肱二头肌
正中神经
前臂外侧皮神经
贵要正中静脉
头正中静脉
桡动脉
前臂正中静脉
肱桡肌

贵要静脉
肱三头肌
尺神经
贵要静脉
前臂内侧皮神经
桡侧腕屈肌
前臂前静脉网
掌长肌

图 2-17　肘窝

(1)境界:上界为肱骨内、外上髁的连线,下外侧界为肱桡肌,下内侧界为旋前圆肌,顶由浅入深依次为皮肤、浅筋膜、深筋膜和肱二头肌腱膜,底是肱肌、旋后肌和肘关节囊。

(2)内容:由内向外,依次为正中神经、肱动脉及其两条伴行静脉、肱二头肌腱和桡神经及其分支。肘深淋巴结位于肱动脉末端附近。

肱动脉在平桡骨颈高度分为桡动脉和尺动脉。桡动脉越过肱二头肌腱表面斜向外下,沿肱桡肌内侧继续下行;尺动脉经旋前圆肌尺头深面,进入尺侧腕屈肌深方下行。正中神经越过尺血管前方,穿过旋前圆肌两头之间,进入前臂指浅屈肌深面。

桡神经位于肘窝外侧缘的肱肌与肱桡肌之间,在肱骨外上髁前方或稍下,分为浅、深两支。浅支经肱桡肌深面至前臂,沿桡脉的外侧下行;深支穿过旋后肌至前臂后区,改称骨间后神经,与骨间后动脉伴行。肌皮神经于肱二头肌腱外侧穿出深筋膜,经肘窝外侧部后改称前臂外侧皮神经。

四、关节血供

肘关节动脉网由肱动脉、桡动脉和尺动脉的数条分支吻合而成:①桡侧副动脉与桡侧返动脉吻合;②中副动脉与骨间返动脉吻合;③尺侧上副动脉、尺侧下副动脉后支与尺侧返动脉后支吻合;④尺侧下副动脉前支与尺侧返动脉前支吻合,在肱深动脉发出点以下结扎肱动脉时,肘关节动脉网可起到侧支循环的作用。

五、提携角

穿经肱骨头中心—肱骨小头—尺骨头的直线为上肢轴线。肱骨的纵轴线称臂轴，尺骨的长轴线称前臂轴。臂轴与前臂轴在肘部相交，构成一向外开放的钝角，称提携角（图 2-18）。提携角正常为 165°～170°，女性的提携角小于男性。提携角的内错角为 10°～15°，若此角大于 15°则称肘外翻，0°～10°称直肘，小于 0°称肘内翻。

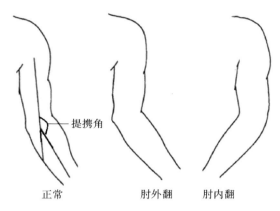

正常　　　　　肘外翻　　肘内翻

图 2-18　提携角模式图

┃任务四　肘部骨骼肌解剖┃

微课：肘部
骨骼肌解剖

一、肘关节屈肌（图 2-19）

1. 肱二头肌（biceps brachii）　呈梭形。近侧端有长、短两个头，长头以长腱起自肩胛骨盂上结节，通过肩关节囊，经肱骨结节间沟下降，周围包以结节间腱鞘；短头位于长头内侧，与喙肱肌共同以扁腱起自肩胛骨喙突。两头在臂下部合并成一个肌腹，向下移行为肌腱，止于桡骨粗隆。此肌收缩时，屈肘关节，当前臂在旋前位时能使其旋后；也具有协助屈肩关节的作用。

2. 肱肌（brachialis）　位于肱二头肌下半部深面。起自肱骨体下半的前面，止于尺骨粗隆。作用：屈肘关节。

3. 肱桡肌（brachioradialis）　起自肱骨外上髁上方，下 1/3 为扁腱，止于桡骨茎突。作用：屈肘关节，当前臂处于旋前位时能使其旋后。

4. 旋前圆肌（pronator teres）　止于桡骨外侧面中部。作用：使前臂旋前和屈肘关节。

5. 桡侧腕屈肌（flexor carpi radialis）　以长腱止于第 2 掌骨底掌面。作用：屈和外展腕关节；屈肘关节。

另外，旋前圆肌、桡侧腕屈肌、掌长肌、尺侧腕屈肌、指浅屈肌也有部分屈肘功能。

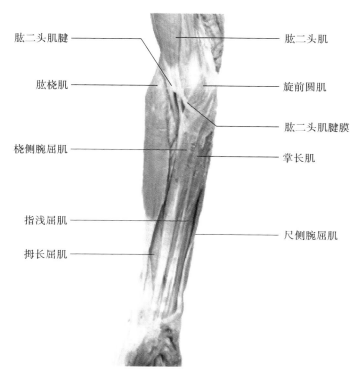

肱二头肌腱　　　　　　　　　　　肱二头肌

肱桡肌　　　　　　　　　　　　　旋前圆肌

　　　　　　　　　　　　　　　　肱二头肌腱膜

桡侧腕屈肌　　　　　　　　　　　掌长肌

指浅屈肌

拇长屈肌　　　　　　　　　　　　尺侧腕屈肌

图 2-19　肘关节屈肌

二、肘关节伸肌(图 2-20)

1. 肱三头肌(triceps brachii) 近侧端有长头、内侧头和外侧头三个头,长头以扁腱起自肩胛骨盂下结节,向下行经大、小圆肌之间,肌束于外侧头内侧、内侧头浅面下降;外侧头与内侧头分别起自肱骨后面桡神经沟外上方和内下方的骨面。三个头向下会合,以一坚韧的肌腱止于尺骨鹰嘴。作用:伸肘关节,长头还可使肩关节后伸和内收。

2. 肘肌(anconeus) 起于肱骨外上髁,向后下走行止于尺骨鹰嘴的外侧面。协助肱三头肌伸肘,使肘关节完全伸直;可避免伸肘关节时肘关节囊被挤压于鹰嘴窝;还有外展尺骨和增强关节囊的作用。

三、前臂旋前的肌

1. 旋前圆肌(pronator teres) 起自肱骨内上髁及前臂深筋膜发出的屈肌总腱,止于桡骨外侧面中部。作用:使前臂旋前和屈肘关节。

2. 旋前方肌(pronator quadratus) 扁的四方形小肌。位于前臂最深层,起自尺骨下 1/4 的前面,肌束横行,止于桡骨下端的前面。作用:使前臂旋前。

四、前臂旋后的肌

1. 旋后肌(supinator) 位置较深,起自肱骨外上髁和尺骨近侧端,肌束斜向下外并向前包绕桡骨,止于桡骨上 1/3 的前面。作用:使前臂旋后。

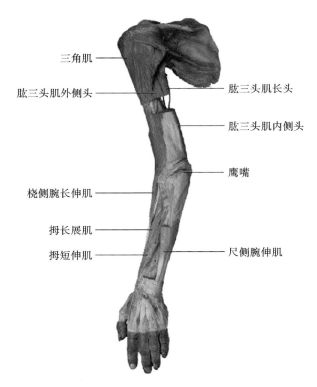

三角肌

肱三头肌外侧头

肱三头肌长头

肱三头肌内侧头

鹰嘴

桡侧腕长伸肌

拇长展肌

尺侧腕伸肌

拇短伸肌

图 2-20　肘关节伸肌

2. 肱二头肌　肱二头肌腱在肘前向内下方伸出腱膜,止于前臂深筋膜。因此,当前臂在旋前位时,肱二头肌收缩时能使前臂旋后。

| 任务五　肘部的运动 |

一、肘关节的屈、伸运动

肘关节的运动以肱尺关节为主,允许做屈、伸运动,尺骨在肱骨滑车上运动,桡骨头在肱骨小头上运动。

二、前臂旋转运动

桡尺近侧和远侧关节是联合关节,前臂也可做旋转运动,其旋转轴为通过桡骨头中心至尺骨头中心的连线。运动时,桡骨头在原位自转,而桡骨下端连同关节盘围绕尺骨头旋转,实际上只是桡骨做旋转运动。当桡骨转至尺骨前方并与之相交叉时,手背向前,称为旋前;与此相反的运动,即桡骨转回尺骨外侧,称为旋后。

三、肘关节复合运动主要参与的骨骼肌

肘关节复合运动主要参与的骨骼肌见表 2-3。

表 2-3 肘关节复合运动主要参与的骨骼肌

运动方式	参与的骨骼肌
屈	肱二头肌、肱肌、肱桡肌、旋前圆肌、桡侧腕屈肌、掌长肌、尺侧腕屈肌、指浅屈肌
伸	肱三头肌、肘肌、桡侧腕长伸肌、桡侧腕短伸肌、指伸肌、小指伸肌、尺侧腕伸肌、旋后肌
旋前(内)	旋前圆肌、旋前方肌
旋后	旋后肌、肱二头肌

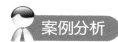 案例分析

一位父亲带着 5 岁的儿子在游乐场玩耍,孩子想再坐一次旋转木马而得到父亲的拒绝,孩子坐在地上不起,父亲上前抓住孩子的右手腕将孩子拽起,此时孩子大哭,父亲抱起孩子回家。第二天起床穿衣服时,发现孩子右前臂水肿,不能触碰,紧急到医院就诊。医生检查:孩子右臂无骨折,右肘不能弯曲和旋转。

诊断:右桡骨头半脱位。

问题:1.肘关节的构成和结构特点有哪些?

2.为什么幼儿容易发生桡骨头半脱位?

3.桡骨头半脱位应如何进行复位?

(郑雪峰)

知识拓展训练

案例分析答案

课程思政案例

模块三 手 腕 部

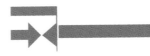

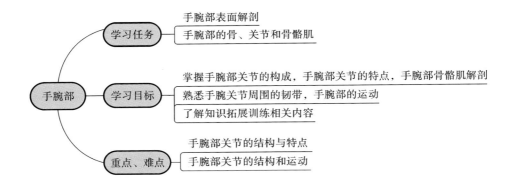

		手腕部表面解剖
	学习任务	手腕部的骨、关节和骨骼肌
手腕部	学习目标	掌握手腕部关节的构成，手腕部关节的特点，手腕部骨骼肌解剖
		熟悉手腕关节周围的韧带，手腕部的运动
		了解知识拓展训练相关内容
	重点、难点	手腕部关节的结构与特点
		手腕部关节的结构和运动

任务一 手腕部表面解剖

一、皮纹

1. 腕部皮纹 腕掌侧表面从近到远有 3 条横行皮纹，即腕近纹、腕中纹和腕远纹，在屈腕时较为明显。腕近纹约平尺骨头平面。腕中纹不恒定，约平尺、桡骨茎突的末端。腕远纹较为明显，平腕中关节腔的最高点，中点正对掌长肌腱隆起。腕背侧表面亦可见 2 条横行皮纹，桡侧半较易观察，桡腕关节外展位时尤为显著。

2. 掌纹 掌纹即位于手掌部的粗纹，共有 3 条，分别是鱼际纹、掌中纹和掌远纹。鱼际纹位于鱼际尺侧，斜向下外，远端横至手掌桡侧缘，深面正对着第二掌骨头或第二掌指关节处。掌中纹并不恒定，其桡侧端与鱼际纹可有重叠，斜向尺侧延伸。掌远纹从第二指蹼处横行至手掌尺侧缘，少数人此纹与掌中纹连成一线，称贯通手。

3. 指横纹 位于拇指、手指掌面的皮纹称为指横纹，也称指掌侧横纹。拇指有近侧和远侧横纹，分别与第一掌指关节和拇指指间关节对应。其余四指有 3 条横纹，分别为近侧横纹、中间横纹和远侧横纹，与相应掌指关节和指间关节对应。

4. 指纹 指纹是指腹处皮肤上细密的皮纹，排列成弧形或旋涡状，形状稳定，个体差异明显，常作为个体识别的标志。

二、骨性标志

1. 腕部 桡骨下端位置表浅，易于触及，桡骨茎突隆起于腕部桡侧，是重要的骨性标志。在腕背面中点的外侧，可触及向后突出的桡骨背侧结节，又称为 Lister 结节，可沿拇长伸肌腱触及。尺骨头位于腕部尺侧的偏后方，头后内方的锥状突起为尺骨茎突，易于扪及。在腕远纹的外侧端可触及舟骨结节,其稍下方还可触及大多角骨结节,两者构成腕掌面尺侧隆起;在腕远纹内端可触及豌豆骨和钩骨,两者构成桡侧隆起;隆起之间的纵沟即为腕骨沟,有屈指肌腱和正中神经通过。

2. 手部　所有掌骨和指骨均可触及。握掌时,掌骨头在手背明显隆起,清晰可见。屈指时,指骨滑车隆起于皮下。

三、肌性标志

用力握拳时腕前部有 3 条隆起的肌腱较为显著,桡侧的为桡侧腕屈肌腱,该肌腱与桡骨茎突之间有桡动脉经过,是检查脉搏的部位。中线上的为掌长肌腱,尺侧的为尺侧腕屈肌腱。

腕外侧部也有 3 条可触及的肌腱,分别是拇长展肌腱、拇短伸肌腱和拇长伸肌腱。3 者参与构成腕背面外侧的三角形凹窝,即鼻咽窝(nasopharyngeal fossa)。

任务二　手腕部相关骨解剖

一、桡骨下端

桡骨下端膨大,前凹后凸,其外侧向下突出,称桡骨茎突;内侧有一光滑关节面,称尺切迹,与尺骨头构成桡尺远侧关节;后面有一可触及的桡骨背侧结节(Lister 结节);下面有腕关节面,与腕骨相关节(图 2-21)。

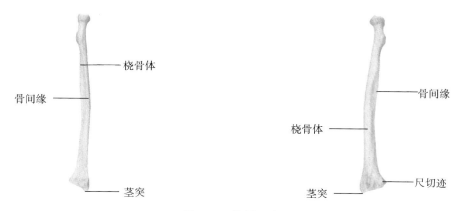

桡骨体

骨间缘

茎突

骨间缘

桡骨体

尺切迹

茎突

图 2-21　桡骨下端

二、尺骨下端

尺骨体下端较尺骨干轻度膨大,有尺骨头可于体表触及;其前、外、后有环状关节面与桡骨的尺切迹相关节;下面较光滑,借三角形的关节盘与腕骨隔开;尺骨头后内方的锥状突起为尺骨茎突,在正常情况下,尺骨茎突比桡骨茎突约高 1 cm(图 2-22)。

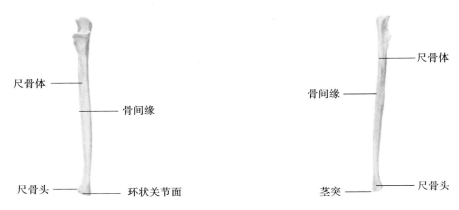

图 2-22　尺骨下端

三、腕骨

腕骨有 8 块,均为短骨,排成近、远二列。由桡侧向尺侧,近侧列腕骨依次为手舟骨、月骨、三角骨和豌豆骨,远侧列腕骨依次为大多角骨、小多角骨、头状骨和钩骨(图 2-23)。腕骨背面凸出,掌面桡、尺两侧边缘隆起,形成一凹陷的腕骨沟。各相邻腕骨有关节面,形成腕骨间关节。手舟骨、月骨和三角骨近端形成的椭圆形关节面,与桡骨腕的关节面及尺骨头下方的关节盘构成桡腕关节。

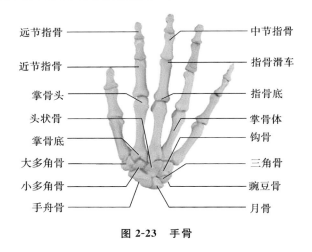

图 2-23　手骨

四、掌骨

掌骨共 5 块,由桡侧向尺侧,依次为第 1、2、3、4、5 掌骨。掌骨近端为底,接腕骨;远端为头,接指骨;中间部为体(图 2-23)。第 1 掌骨短而粗,其底有鞍状关节面,与大多角骨的鞍状关节面构成拇指腕掌关节。

五、指骨

指骨属长骨,共 14 块。拇指有 2 节,分别为近节和远节指骨;其余四指均为 3 节,分别为近节指骨、中节指骨和远节指骨(图 2-23)。每节指骨的近端为底,中间部为体,远端为滑车。远节指骨远端掌面粗糙,称远节指骨粗隆。

任务三 手腕部关节解剖

一、桡腕关节

桡腕关节(radiocarpal joint)(图 2-24)又称腕关节,桡骨的腕关节面和尺骨头下方的关节盘组成关节窝,手舟骨、月骨和三角骨的近侧关节面作为关节头,是典型的椭圆关节,可做屈、伸、展、收及环转运动。关节囊松弛,前、后和两侧均有韧带加强,其中掌侧韧带(桡腕掌侧韧带、尺腕掌侧韧带)最为坚韧,故腕的后伸运动受限。

微课:手腕部
关节解剖 1

微课:手腕部
关节解剖 2

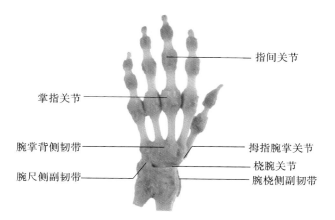

指间关节

掌指关节

腕掌背侧韧带

腕尺侧副韧带

拇指腕掌关节

桡腕关节

腕桡侧副韧带

图 2-24 手部的关节和韧带

二、腕骨间关节

腕骨间关节(intercarpal joint)为相邻各腕骨之间构成的关节,可分为近侧列腕骨间关节、远侧列腕骨间关节和两列腕骨之间的腕中关节。各腕骨之间借韧带连接成一整体,各关节腔彼此相通,只能做轻微的滑动和转动运动,属微动关节。腕骨间关节和桡腕关节的运动通常是一起进行的,并受相同肌肉的作用。

三、腕掌关节

腕掌关节(carpometacarpal joint)由远侧列腕骨与 5 个掌骨底构成。其可分为拇指腕掌关节和第 2~5 腕掌关节 2 种,后者包在一个关节囊内,为平面关节,活动范围较小。拇指腕掌关节(carpometacarpal joint of thumb)(图 2-24)又称第一腕掌关节,是大多角骨与第 1 掌骨底构成的鞍状关节,为人类及灵长目动物所特有,关节囊厚而松弛,可做屈、伸、收、展、环转和对掌运动。

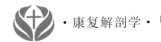

四、掌指关节

掌指关节(metacarpophalangeal joint)(图 2-24)有 5 个,由掌骨头与近节指骨底构成,在形态上近似球窝关节。关节囊薄而松弛,前、后均有韧带加强,掌侧韧带较为坚韧;囊两侧有侧副韧带加强,在屈指时紧张,伸指时松弛。伸指时,掌指关节可做屈、伸、收、展及环转运动;屈指时,仅允许做屈、伸运动。

五、指间关节

指间关节(interphalangeal joint)(图 2-24)有 9 个,由各指相邻两节指骨的底和滑车构成,是典型的滑车关节。关节囊松弛,两侧亦有韧带加强,只能做屈、伸运动。

六、周围韧带

(一)腕部韧带

1.腕外韧带 腕关节囊外两侧有腕桡侧副韧带和腕尺侧副韧带(图 2-24),掌侧面有桡腕掌侧韧带和尺腕掌侧韧带,背面有桡腕背侧韧带。

2.腕内韧带 腕骨间韧带短而强韧,可细分为近侧列骨间韧带、远侧列骨间韧带、掌侧腕骨间韧带和背侧腕骨间韧带。

(二)手部韧带

拇指腕掌关节的外侧韧带较宽,掌侧和背侧韧带较为倾斜;除了骨间韧带,第 2～5 腕掌关节周围也有掌侧和背侧韧带,其中掌侧韧带非常坚韧。

每一个掌指关节都有 1 条掌侧韧带和 2 条侧副韧带;掌侧韧带坚韧,且含有纤维软骨板,侧副韧带位于关节两侧。掌骨深横韧带有 3 条,连接第 2～5 掌指关节的掌侧韧带。

每一个指间关节也都有 1 条掌侧韧带和 2 条侧副韧带,这些韧带增强了关节的适应性和稳定性。

七、关节血供

桡、尺动脉的腕掌支和腕背支、骨间前动脉、掌深弓返支及骨间后动脉交织成腕掌侧网和腕背侧网,供应桡腕关节。拇指腕掌关节由桡动脉及其第 1 掌背支供应。第 2～5 腕掌关节主要由桡、尺动脉的腕背支及骨间前动脉的细小分支供应。掌指关节的血供来自掌心动脉、掌背动脉、拇主要动脉和示指桡侧动脉。指间关节的血供来自掌指动脉。

|任务四 手腕部骨骼肌解剖|

微课:手腕部
骨骼肌解剖

一、腕屈肌

1.尺侧腕屈肌(图 2-25) 主要起自肱骨内上髁前面及尺骨上端后缘,肌束下行移行为肌腱,止于豌豆骨。主要作用为屈和内收腕关节,受尺神经支配。

2.桡侧腕屈肌(图 2-25) 起自肱骨内上髁前面及前臂深筋膜,肌束向下外移行为肌腱,止于第 2 掌骨底掌面。主要作用为屈和外展腕关节,受正中神经支配。

3.掌长肌(图 2-25) 起自肱骨内上髁前面,肌腹小而腱细长,向下连于掌腱膜。主要作用为屈腕关节和紧张掌腱膜,受正中神经支配。

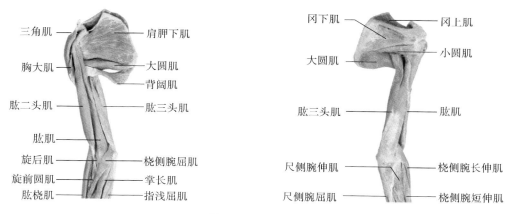

图 2-25 手的长肌

二、腕伸肌

1.桡侧腕长伸肌(图 2-25) 以伸肌总腱起自肱骨外上髁以及邻近的深筋膜,向下以其长腱至手背,止于第 2 掌骨底。主要作用为伸和外展腕关节,受桡神经支配。

2.桡侧腕短伸肌(图 2-25) 起点与桡侧腕长伸肌一致,在其后内侧向下,止于第 3 掌骨底。主要作用为伸和外展腕关节,受桡神经支配。

3.尺侧腕伸肌(图 2-25) 同样以伸肌总腱起自肱骨外上髁以及邻近的深筋膜,止于第 5 掌骨底。主要作用为伸和内收腕关节,受桡神经支配。

三、手的长肌

1.指浅屈肌 其上端为浅层前臂前群肌所覆盖,起自肱骨内上髁、尺骨和桡骨前面,肌束向下移行为 4 条肌腱,经腕管入手掌,每条腱在近节指骨中部分为两脚,止于第 2～5 指中节指骨体两侧。主要作用是屈第 2～5 指的近侧指间关节和掌指关节,还可以屈腕关节和肘关节,受正中神经支配。

2.指深屈肌 起自尺骨上端的前面和附近骨间膜,肌束向下移行为 4 条肌腱,经腕管入手掌,穿经指浅屈肌腱两脚之间,分别止于第 2～5 指远节指骨底掌面。主要作用是屈第 2～5 指的远侧指间关节、近侧指间关节和掌指关节,还可以屈腕关节,受正中神经和尺神经双重支配。

3.拇长屈肌 位于指深屈肌外侧,起自桡骨上端前面和附近骨间膜,肌束下行移行为肌腱,经腕管入手掌,止于拇指远节指骨底掌面。作用为屈拇指指间关节和掌指关节,受正中神经支配。

4.指伸肌 位于前臂后群肌浅层,起自伸肌总腱,肌束向下移行为 4 条肌腱,经手

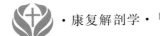

背以指背腱膜分别止于第2～5指中节和远节指骨底。作用是伸第2～5指和伸腕关节,受桡神经支配。

5. 小指伸肌　一条细长的肌,附于指伸肌内侧,亦起自伸肌总腱,肌腱移行为指背腱膜,止于小指中节和远节指骨底。作用是伸小指,受桡神经支配。

以下四肌为前臂后群深层肌,均起自桡、尺骨和骨间膜背面,各肌作用与其名称一致,受桡神经支配。

6. 拇长展肌　止于第1掌骨底。

7. 拇短伸肌　止于拇指近节指骨底。

8. 拇长伸肌　止于拇指远节指骨底。

9. 示指伸肌　止于示指的指背腱膜。

四、手固有肌

手固有肌(图2-26)位于手的掌侧,是一些短小肌肉,作用为运动手指,分为外侧(鱼际肌)、中间和内侧(小鱼际肌)三群,主要完成手的精细动作。手的长肌(来自前臂,也称外部肌)主要完成手和手指的用力运动,外部肌和固有肌共同作用,使手能执行一系列重要功能,如抓、捏、握持、夹、提等。

(一)鱼际肌

外侧群较为发达,在手掌拇指侧形成一隆起,称鱼际,有4块肌,分浅、深两层排列。

1. 拇短展肌　位于浅层外侧,起自屈肌支持带、舟骨,止于拇指近节指骨底。作用外展拇指,受正中神经支配。

2. 拇短屈肌　位于浅层内侧,起自屈肌支持带、大多角骨,止于拇指近节指骨底。作用为屈拇指近节指骨,受正中神经支配。

3. 拇对掌肌　位于拇短展肌深面,起自屈肌支持带、大多角骨,止于第1掌骨。作用使拇指对掌,受正中神经支配。

4. 拇收肌　位于拇对掌肌的内侧,起自屈肌支持带、头状骨和第3掌骨,止于拇指近节指骨。作用为内收拇指、屈拇指近节指骨,受尺神经支配。

(二)小鱼际肌

内侧群位于手掌小指侧,形成一隆起,称小鱼际,有3块肌,也分浅、深两层排列。

1. 小指展肌　位于浅层内侧,起自屈肌支持带、豌豆骨,止于小指近节指骨底。作用是外展小指,受尺神经支配。

2. 小指短屈肌　位于浅层外侧,起自屈肌支持带、钩骨,小指近节指骨底。作用是屈小指,受尺神经支配。

3. 小指对掌肌　位于上述两肌深面,起自屈肌支持带、钩骨,止于第5掌骨内侧。作用使小指对掌,受尺神经支配。

(三)掌中间肌

中间群位于掌心,包括蚓状肌和骨间肌。

1. 蚓状肌　4条细束状小肌,位于手掌中部、掌腱膜深面。第1、2蚓状肌分别起自第2、3指深屈肌腱外侧,第3、4蚓状肌分别起自第3～5指深屈肌腱相邻侧,4条肌依

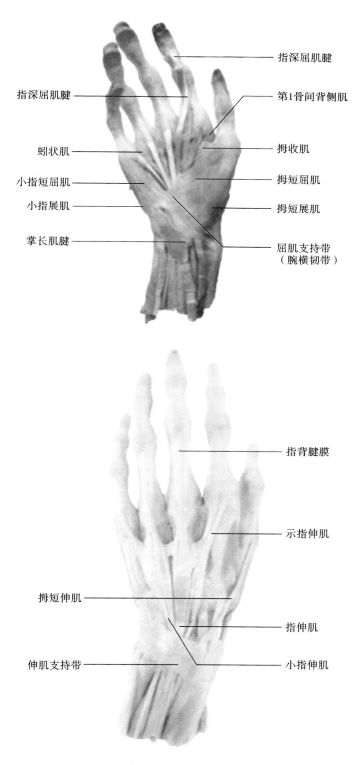

指深屈肌腱

指深屈肌腱

第1骨间背侧肌

蚓状肌

拇收肌

小指短屈肌

拇短屈肌

小指展肌

拇短展肌

掌长肌腱

屈肌支持带
（腕横韧带）

指背腱膜

示指伸肌

拇短伸肌

指伸肌

伸肌支持带

小指伸肌

图 2-26 手固有肌

次经第 2~5 指掌指关节外侧,止于指背腱膜。作用是屈第 2~5 指掌指关节和伸其指间关节,第 1、2 蚓状肌受正中神经支配,第 3、4 蚓状肌受尺神经支配。

2.骨间肌 骨间肌包括骨间掌侧肌和骨间背侧肌。

(1)骨间掌侧肌:共 3 块,位于指深屈肌腱和蚓状肌深面,第 2、4、5 掌骨掌侧面。起自第 2 掌骨内侧面和第 4、5 掌骨外侧面,分别经第 2、4、5 指近节指骨底相应侧,止于指背腱膜。作用是内收第 2、4、5 指向中指靠拢,还可以屈第 2、4、5 指的掌指关节和伸其指间关节,受尺神经支配。

(2)骨间背侧肌:共 4 块,位于 4 个掌骨间隙的背侧。起自第 1~5 掌骨的相邻侧,分别经第 2 指近节指骨底外侧、第 3 指近节指骨底两侧和第 4 指近节指骨底内侧,止于第 2~4 指指背腱膜。作用是固定中指,外展第 2、4 指,还可以屈第 2~4 指的掌指关节和伸其指间关节,受尺神经支配。

任务五　手腕部的运动

桡腕关节属椭圆关节,围绕着该关节的冠状轴可以做屈、伸运动,围绕着矢状轴可以做内收(尺偏)、外展(桡偏)动作,还可以做环转动作。腕关节和腕骨间关节受相同肌肉的作用,故在分析腕关节运动时也需考虑到腕骨间关节,特别是腕中关节。

一、腕关节屈、伸运动

腕关节的主动屈、伸活动范围分别约为 $80°$ 和 $70°$,活动范围主要受到肌肉拮抗限制,只有关节被动极限屈、伸时,背侧和掌侧的韧带才被完全拉紧。屈腕时以桡腕关节运动为主,月骨和手舟骨的近端向后延伸较多。伸腕时腕中关节参与较多,远端腕骨伸展并伴有轻微桡偏。在做投掷动作(如投掷飞镖)时,腕关节由伸和外展变为屈和内收,运动几乎完全发生在远侧列腕骨。

二、腕关节收、展运动

腕关节的内收、外展范围分别约为 $30°$ 和 $20°$。腕在中立位时,只有手舟骨和月骨与桡骨及关节盘相接触。腕内收时以桡腕关节为主,此时月骨仅与桡骨相邻,三角骨与关节盘相接触。腕外展时,由于腕骨受到桡骨茎突的限制,运动以腕中关节为主,且手舟骨的旋转(如外展 $20°$ 时,手舟骨旋转"缩短"增加了尺偏的距离)在一定程度上增加了外展的幅度。

三、拇指关节运动

拇指腕掌关节属鞍状关节,可做屈、伸、收、展、环转和对掌运动。但由于第 1 掌骨的位置向内侧旋转了近 $90°$,故拇指的屈、伸运动发生在冠状面,即拇指在手掌平面向掌心靠拢为屈,离开掌心为伸。而拇指的收、展运动发生在矢状面,即拇指在与手掌垂直的平面离开示指为展,靠拢示指为收。对掌运动发生在两个面上,是拇指向掌心、拇指尖与其余四指尖掌侧面相接触的运动,复杂而精细,这一运动加深了手掌的凹陷,是人类进行握持和精细操作时所必需的主要动作。

四、掌指、指间关节运动

掌指关节在形态上近似球窝关节,可做屈、伸、收、展及环转运动,但受到韧带和拮抗肌肉的限制。伸指时,掌指关节活动形式多样,但屈指时,以屈、伸运动为主。此外,拇指掌指关节收、展运动功能有限,而第 2 掌指关节收、展运动活动度最大,其次是第 5 掌指关节。

指间关节是典型的滑车关节,主要做屈、伸运动,由于受到屈肌腱和韧带的限制,屈的幅度比伸的大。另外,近指间关节比远指间关节的运动范围更大。

五、腕关节运动参与的骨骼肌

腕关节运动参与的骨骼肌见表 2-4。

表 2-4 腕关节运动参与的骨骼肌

运动方式	参与的骨骼肌
屈	尺侧腕屈肌、桡侧腕屈肌、掌长肌
伸	尺侧腕伸肌、桡侧腕长伸肌、桡侧腕短伸肌
内收	尺侧腕屈肌、尺侧腕伸肌
外展	桡侧腕屈肌、桡侧腕长伸肌、桡侧腕短伸肌

案例分析

一位程序员,由于赶做客户软件程序订单,连续工作 1 周后,发现右手拇指疼痛、水肿、不能伸直,致使工作耽搁。到医院就医,医生诊断为拇指腱鞘炎。

问题:1.拇指腕掌关节的构成和运动方式有哪些?

2.腱鞘的构成和导致炎症的原因有哪些?

3.拇指运动的骨骼肌有哪些?哪些骨骼肌容易发生腱鞘炎?

4.拇指腱鞘炎如何进行康复治疗?

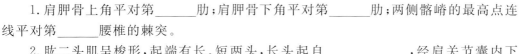

巩固与练习

(一)填空题

1.肩胛骨上角平对第_____肋;肩胛骨下角平对第_____肋;两侧髂嵴的最高点连线平对第_____腰椎的棘突。

2.肱二头肌呈梭形,起端有长、短两头,长头起自_____,经肩关节囊内下降;短头起自_____。两头合成一个肌腹,向下移行为肌腱,止于_____。

3.肱三头肌起端有三个头,长头起自_____,内侧头和外侧头起自_____,三个头会合后以扁腱止于_____。

4.加强肘关节稳定性的韧带有_____、_____和_____。

知识拓展训练

案例分析答案

课程思政案例

在线答题

巩固与练习
答案

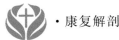

5.胸肌可分为两群,一群起自胸廓,止于上肢骨,称_____;另一群起止均在胸廓上,称_____。

(二)名词解释

1.胸骨角

2.外科颈

3.喙肩弓

4.肩袖

5.提携角

(三)问答题

1.试述肩关节的结构特点和运动。

2.肩胛骨的运动方式及主要参与的骨骼肌有哪些?

3.试述如何判断肘关节脱位。

4.肩关节的运动方式及主要参与的骨骼肌有哪些?

5.试述肩关节周围韧带及其功能。

(吕叶辉)

·第三篇·
下肢

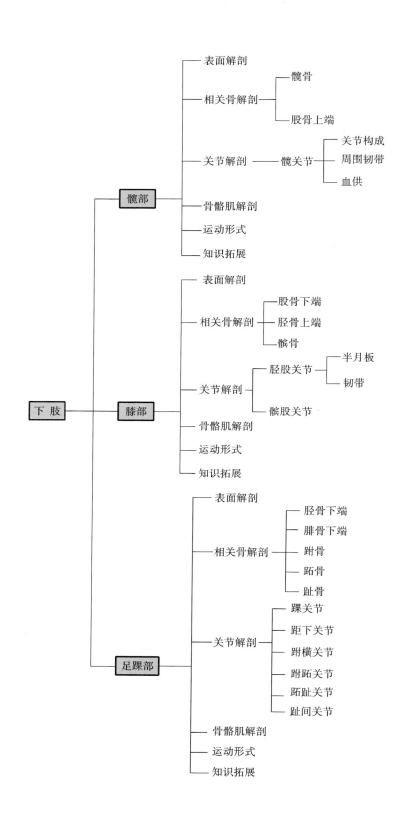

下肢 ┬ 髋部 ┬ 表面解剖
                ├ 相关骨解剖 ┬ 髋骨
                │   └ 股骨上端
                ├ 关节解剖 ─ 髋关节 ┬ 关节构成
                │   ├ 周围韧带
                │   └ 血供
                ├ 骨骼肌解剖
                ├ 运动形式
                └ 知识拓展
      ├ 膝部 ┬ 表面解剖
                ├ 相关骨解剖 ┬ 股骨下端
                │   ├ 胫骨上端
                │   └ 髌骨
                ├ 关节解剖 ┬ 胫股关节 ┬ 半月板
                │   │   └ 韧带
                │   └ 髌股关节
                ├ 骨骼肌解剖
                ├ 运动形式
                └ 知识拓展
      └ 足踝部 ┬ 表面解剖
                ├ 相关骨解剖 ┬ 胫骨下端
                │   ├ 腓骨下端
                │   ├ 跗骨
                │   ├ 跖骨
                │   └ 趾骨
                ├ 关节解剖 ┬ 踝关节
                │   ├ 距下关节
                │   ├ 跗横关节
                │   ├ 跗跖关节
                │   ├ 跖趾关节
                │   └ 趾间关节
                ├ 骨骼肌解剖
                ├ 运动形式
                └ 知识拓展

模块四　髋　　部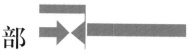

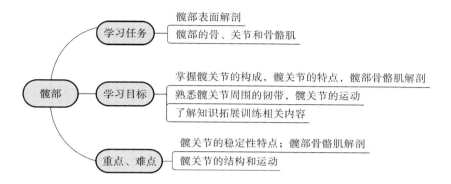

PPT

任务一　髋部表面解剖

微课：髋部

一、髋部体表骨性标志

（1）髂嵴：全长均可摸到，是使腰带不向下掉的弯曲骨嵴。两侧髂嵴最高点的连线平对第3、4腰椎棘突之间，是腰椎定位的标志。

（2）髂前上棘：①髂前上棘至外踝的连线可用于测量下肢长度，判断下肢是否骨折；②右髂前上棘至脐的连线，中、下1/3，是阑尾投影点；③直立时，髂前上棘—大转子—坐骨结节成一条线。

（3）髂结节至髂前上棘的中点是取骨髓的部位。

（4）耻骨结节是多种用途的骨性标志。

（5）两侧坐骨棘间径是骨盆最狭窄的横径。

（6）坐骨结节间径是骨盆出口的横径。

二、髋部体表肌性标志

髋部体表肌性标志包括臀中肌、阔筋膜张肌、股直肌、缝匠肌、股薄肌(图3-1)。

· 51 ·

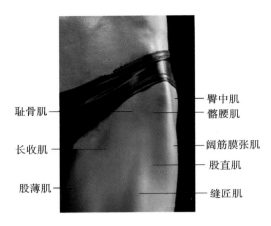

图 3-1　髋部体表肌性标志

任务二　髋部相关骨解剖

一、髋骨

髋骨(hip bone)是不规则骨,由髂骨、坐骨和耻骨三者融合而成。在三骨融合处的外侧面形成深陷的髋臼(图 3-2)。

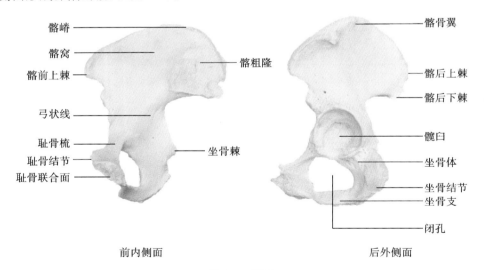

前内侧面　　　　　　　　　　　后外侧面

图 3-2　髋骨

1. 髂骨(ilium)　位于髋骨的后上部,分体和翼两部分。髂骨翼内侧面称髂窝,窝的后下方有一斜行隆起线,称弓状线;其后上方有耳状面,与骶骨的耳状面相关节。髂骨翼上缘称髂嵴,其前端为髂前上棘,后端为髂后上棘,髂前上棘向后 5～7 cm 处向后外突起,称髂结节。

2.坐骨(ischium) 位于髋骨后下部,分体和支两部分。坐骨体下份后部肥厚粗糙,称坐骨结节。坐骨体后缘有坐骨棘,其上、下方分别有坐骨大、小切迹。

3.耻骨(pubis) 位于髋骨前下部,分体和上、下两支三部分。上支的上缘锐薄,称耻骨梳,向前终于耻骨结节。耻骨上、下支移行部的内侧,有椭圆形的耻骨联合面。

4.髋臼 在16岁左右髂骨、坐骨和耻骨融合在一起,融合点恰在髋臼处。髂骨体占髋臼的上2/5,耻骨体占髋臼的前下1/5,坐骨体占髋臼的后下2/5。

二、股骨上端

股骨(femur)(图3-3)是人体最大的长骨。其长轴由上外侧斜向下内侧,使两侧膝关节靠近正中线,有利于人体重心线通过两膝之间。股骨约占身长的1/4,可估算人体身高。

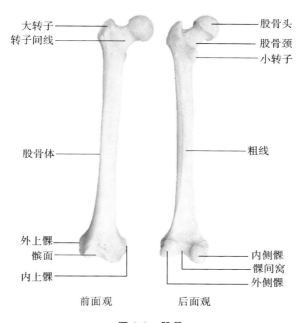

大转子	股骨头
转子间线	股骨颈
	小转子
股骨体	粗线
外上髁	内侧髁
髌面	髁间窝
内上髁	外侧髁
前面观	后面观

图 3-3 股骨

1.股骨头 股骨上端球形的膨大部为股骨头。其头上有一凹陷为股骨头凹,是股骨头韧带的附着点。

2.股骨颈 股骨头外下侧较细的部分称股骨颈。股骨颈干角一般为 120°~130°,在股骨颈骨折后,复位股骨颈时,要仔细保持此角度,否则不符合正常下肢力学要求,站立不稳。

3.股骨大转子、小转子 大转子是多种用途的重要的骨性标志。大、小转子之间,前为转子间线,后为转子间嵴。

4.股骨体上段 前面光滑,并向前方微弯。股骨体呈圆柱形,后面有纵行的骨嵴,称粗线。体上部外侧有臀肌粗隆。

|任务三 髋部关节解剖|

一、髋关节

髋关节(hip joint)是典型的杵臼关节,由髋臼和股骨头组成(图3-4)。

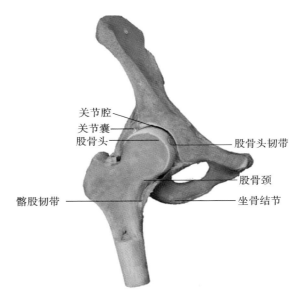

图 3-4 髋关节

1. 关节面 股骨头关节面约为球形的 2/3。髋臼窝较深,在髋臼周围附着有髋臼唇,股骨头关节面几乎全部纳入髋臼内。

2. 关节腔 在关节腔内有股骨头韧带。

3. 关节囊 关节囊厚而坚韧,上端附于髋臼周缘,下方前面附于转子间线,后面股骨颈内侧 2/3 在囊内,颈的外 1/3 在囊外,故股骨颈骨折有囊内、外之分。关节囊后下部相对薄弱。坐在汽车内发生撞车时,可导致髋关节后脱位,此时髂前上棘—大转子—坐骨结节,不再成一条直线。

二、周围韧带

1. 股骨头韧带 位于关节囊内,长 3.5 cm 左右,起自髋臼切迹和髋臼横韧带,止于股骨头凹。内含股骨头动脉,股骨内收时被拉紧。

2. 髂股韧带 起自髂前下棘,止于转子间线。限制股骨过伸、外展和旋外(图3-5)。

3. 耻股韧带 起自尺骨上支,与髂骨韧带融合止于转子间线,限制股骨外展。

4. 坐股韧带 起自髋臼后方的坐骨,与关节囊融合,限制股骨旋内。

5. 轮匝带 包绕股骨颈,由关节囊内的环形纤维组成的环状带。

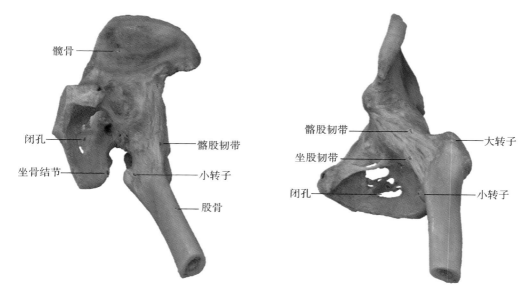

图 3-5 髋关节韧带

三、关节血供

股骨头的血液供应主要来自旋股内侧动脉。

（1）支持带（滋养）动脉在关节囊下沿股骨颈走行。

（2）来自臀下动脉，旋股内、外侧动脉和第一穿动脉的分支，形成十字吻合，供应股骨头。

任务四 髋部骨骼肌解剖

一、髋肌

髋肌多数起自骨盆，跨过髋关节，止于股骨上部，主要运动髋关节。髋肌分前、后两群。

微课：髋部
骨骼肌解剖

（一）前群

前群主要有髂腰肌和阔筋膜张肌（图 3-6）。

1. 髂腰肌（iliopsoas） 由髂肌和腰大肌合成。髂肌起于髂窝，腰大肌起自腰椎体侧面和横突，两肌向下会合，经腹股沟韧带深面，止于股骨小转子。髂腰肌收缩时，使髋关节前屈和旋外；下肢固定时，可使躯干前屈，与腹直肌等共同完成仰卧起坐的动作。

2. 阔筋膜张肌（tensor fasciae latae） 起自髂前上棘，肌腹包于阔筋膜两层之间，向下移行为髂胫束，止于胫骨外侧髁。可使髋关节前屈、外展和内旋。

（二）后群

后群主要有臀大、中、小肌和梨状肌等（图 3-7）。

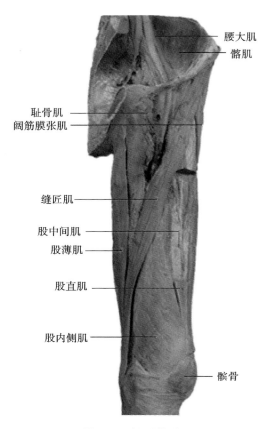

图 3-6　髋肌（前群）

腰大肌
髂肌
耻骨肌
阔筋膜张肌
缝匠肌
股中间肌
股薄肌
股直肌
股内侧肌
髌骨

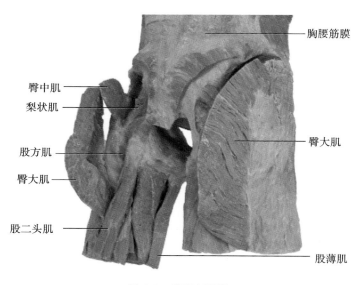

图 3-7　髋肌（后群）

胸腰筋膜
臀中肌
梨状肌
股方肌
臀大肌
股二头肌
臀大肌
股薄肌

1. 臀大肌（gluteus maximus） 位于臀部浅层，略呈四边形，大而肥厚，起自髂骨翼外面和骶骨背侧面，肌束斜向外下，止于股骨的臀肌粗隆及髂胫束。臀大肌收缩时，使髋关节后伸并旋外；人体直立时，可制止躯干前倾。臀大肌的外上部为肌内注射的常选部位。

2. 臀中肌（gluteus medius） 位于臀部上外侧份，前上部位于皮下，后下部在臀大肌深面。

3. 臀小肌（gluteus minimus） 在臀中肌的深面。臀中肌和臀小肌收缩时，使髋关节外展。两肌的前上份也是肌内注射的常选部位。

4. 梨状肌（piriformis） 位于臀大肌的深面和臀中肌的下方。收缩时，使髋关节外展、旋外。

5. 闭孔内肌 呈扇形，起于骨盆闭孔膜内，穿坐骨小孔出骨盆进入臀部，其肌腱与上孖肌、下孖肌融合后，共同止于股骨大转子。其收缩可使髋关节旋外。

6. 闭孔外肌 起于骨盆闭孔膜外及其周围骨面，向外移行于股骨颈的后方，止于转子间窝。其收缩可使髋关节旋外。

7. 股方肌 位于骨盆下方，起于坐骨结节外侧缘，向外移行止于股骨方形结节，其收缩可使髋关节旋外。

8. 上孖肌 起于坐骨棘，向外移行止于股骨大转子上缘，其收缩可使髋关节旋外。

9. 下孖肌 起于坐骨结节，向外上移行止于股骨大转子上缘，其收缩可使髋关节旋外。

二、大腿肌

大腿肌配布于股骨周围，分前群、内侧群和后群。

（一）前群

前群位于股前部，有缝匠肌和股四头肌（图 3-6）。

1. 缝匠肌（satorius） 扁带状，是人体最长的肌，起自髂前上棘，斜向内下方，止于胫骨上端的内侧面。其收缩时可屈髋关节和膝关节。

2. 股四头肌（quadriceps femoris） 人体最大的肌，有四个头，分别称为股直肌、股内侧肌、股外侧肌和股中间肌。股直肌起自髂前下棘，其他均起自股骨。四个头会合向下移行为肌腱，包绕髌骨的前面和两侧，向下延续为髌韧带，止于胫骨粗隆。股四头肌收缩时，伸膝关节；股直肌还可屈髋关节。

（二）内侧群

内侧群位于股内侧部，共有 5 块肌，浅层由外向内依次为耻骨肌、长收肌、股薄肌，深层有短收肌和大收肌（图 3-6）。股内侧群肌收缩时，使髋关节内收。

1. 耻骨肌（pectineus） 较小，起于耻骨梳，止于股骨小转子下方的耻骨肌线，收缩可屈髋、内收大腿。

2. 长收肌（adductor longus） 呈三角形，起于耻骨结节内侧和耻骨体前下方，呈扇形向外下移行止于股骨粗线，收缩可内收髋关节，并协助髋关节外旋。

3. 股薄肌（gracilis）　呈长带状,起于耻骨下支外侧面和坐骨支,向外下移行止于胫骨体上端内侧面,与缝匠肌和半腱肌止点毗邻,收缩可内收膝关节和屈膝关节。

4. 短收肌（adductor brevis）　位于耻骨肌和长收肌后方,起于耻骨下支外侧面,向外下移行止于股骨粗线。收缩可内收髋关节,并协助髋关节外旋。

5. 大收肌（adductor magnus）　呈三角形,起于耻骨下支外侧面、坐骨支和坐骨结节,向下移行止于股骨干后面;另有一小部分肌纤维止于股骨内侧髁的收肌结节。收缩可内收髋关节,并协助髋关节外旋和后伸。

（三）后群

后群位于股后部,包括外侧的股二头肌和内侧的半腱肌、半膜肌。股后群肌收缩时屈膝关节、伸髋关节(图 3-8)。

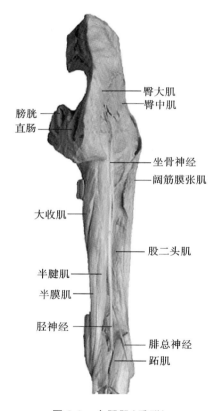

臀大肌
臀中肌
膀胱
直肠
坐骨神经
阔筋膜张肌
大收肌
股二头肌
半腱肌
半膜肌
胫神经
腓总神经
跖肌

图 3-8　大腿肌（后群）

1. 股二头肌（biceps femoris）　长头起自坐骨结节,短头起自股骨粗线;止于腓骨头。收缩可屈膝、伸髋,使小腿旋外。

2. 半腱肌（semitendinosus）　起自坐骨结节,长腱止于胫骨体的上端内侧面。收缩可屈和内旋膝关节,并可伸髋关节。

3. 半膜肌（semimembranous）　起自坐骨结节,腱膜止于胫骨内侧髁的后内侧面。向下延伸为腘斜韧带。收缩可屈和内旋膝关节,并可伸髋关节。

任务五 髋部的运动

髋关节可做屈、伸、收、展、旋内、旋外和环转运动。但由于股骨头深藏于髋臼内，关节囊紧张而坚韧，韧带又强大，故其运动幅度远比肩关节小，但具有较强的稳固性，以发挥其承重和行走的功能。

一、髋关节的屈、伸运动

屈主要由髂腰肌、股直肌和缝匠肌完成，可使股部前面靠拢到腹前壁，受腘绳肌紧张度的限制。伸主要由臀大肌和腘绳肌完成，受髂股韧带、耻股韧带和坐股韧带紧张度的限制。

二、髋关节的收、展运动

内收主要由长收肌、短收肌和大收肌完成，需要耻骨肌和股薄肌的协助，受对侧位置和股骨头韧带紧张度的限制。外展主要由臀中肌、臀小肌完成，需要缝匠肌、阔筋膜张肌和梨状肌的协助，受耻股韧带的限制。

三、髋关节的旋内、旋外运动

旋内主要由臀中肌、臀小肌和阔筋膜张肌完成，受坐股韧带紧张度的限制。旋外主要由梨状肌、闭孔内肌、闭孔外肌、上孖肌、下孖肌和股方肌完成，需要臀大肌协助。

四、髋关节的环转运动

环转运动由屈、收、伸、展四个动作组合完成。

五、髋关节运动参与的骨骼肌

髋关节运动参与的骨骼肌见表 3-1。

表 3-1　髋关节运动参与的骨骼肌

运动方式	参与的骨骼肌
屈	腰大肌、髂肌、阔筋膜张肌、缝匠肌、股直肌、臀中肌（前部肌束）、臀小肌、长收肌（协助）、耻骨肌（协助）、短收肌（协助）、大收肌（协助）
伸	臀大肌、股二头肌（长头）、半腱肌、半膜肌、大收肌（后部）、臀中肌（后部肌束）
外展	臀大肌、臀中肌、臀小肌、阔筋膜张肌、缝匠肌、梨状肌（屈髋时）
内收	大收肌、长收肌、短收肌、耻骨肌、股薄肌、臀大肌（下部肌束）
旋外	臀大肌、梨状肌、股方肌、闭孔内肌、闭孔外肌、上孖肌、下孖肌、臀中肌（后部肌束）、腰大肌、髂肌、缝匠肌、股二头肌（长头，协助）
旋内	臀中肌（前部肌束）、臀小肌、阔筋膜张肌、大收肌、长收肌、短收肌、耻骨肌、股薄肌、半腱肌（协助）、半膜肌（协助）

知识拓展训练

案例分析答案

课程思政案例

案例分析

　　一位退休老教授,每天大部分时间坐在电脑前与朋友下棋,某天下棋起来上厕所时,突然摔倒,右下肢感觉无力,疼痛放射到足部,并伴有腰部疼痛感。到医院就诊,医生检查:骨质疏松,腰 4/5、腰 5/骶 1 椎间盘突出,右下肢肌力减退,并伴有疼痛。

　　诊断:腰椎间盘突出症、骨质疏松、坐骨神经痛。

　　问题:1.髋关节的构成和结构特点有哪些?

　　2.坐骨神经的走行与分支支配哪些骨骼肌?

　　3.什么是梨状肌综合征?对哪些结构有影响?

　　4.如何通过康复手法缓解患者的坐骨神经痛?

（刘玉新）

模块五 膝 部

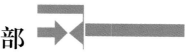

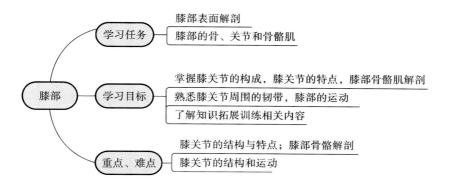

PPT

任务一 膝部表面解剖

一、膝部骨性标志

1. 股骨内上髁、股骨外上髁 股骨下端两侧的粗糙隆起。

2. 髌骨 髌骨底、髌骨前面、髌骨尖、髌骨外侧缘、髌骨后面外侧、髌骨后面内侧。

3. 胫骨粗隆 胫骨上端与胫骨体移行处前面的隆起。

二、膝部肌性标志

1. 股四头肌 在膝关节前面,可摸到它的肌腱止于胫骨粗隆。

2. 股二头肌 在腘窝的外上界,可摸到它的肌腱止于腓骨头。

3. 半腱肌、半膜肌 在腘窝的内上界,可摸到它们的肌腱止于胫骨,其中半腱肌腱较窄,位置浅表且略靠外,而半膜肌腱粗而圆钝,位于半腱肌腱深面的内侧。

任务二 膝部相关骨解剖

一、股骨下端

股骨(femur)是全身最长、最大、最重的骨。站立位时,股骨干倾斜,远端内侧接触胫骨,将体重从骨盆传至胫骨。下端形成两个膨大的隆起,向后方卷曲,分别称为内侧髁和外侧髁。两髁的下面和后面都有关节面与胫骨上端相关节,前面的光滑关节面接髌骨,称为髌面。在后方,两髁之间有一深凹陷,称为髁间窝。内侧髁的内侧面和外侧

微课：膝部
相关骨解剖

髁的外侧面各有一粗糙隆起,分别称为内上髁和外上髁。内上髁的上方有一三角形突起,称为骨收肌结节,为内收肌腱附着处。内、外上髁可于体表摸到。

二、胫骨上端

胫骨(tibia)是全身第二长的骨。上端膨大,向两侧突出形成内侧髁和外侧髁,两髁上面各有关节面,与股骨下端的内、外侧髁以及髌骨共同构成膝关节。两髁之间的骨面隆凸称髁间隆起,隆起前后各有一凹陷的粗糙面,分别称为髁间前窝和髁间后窝。胫骨上端与体移行处前面的隆起为胫骨粗隆。外侧髁的后下面有一关节面,接腓骨小头,称为腓关节面。内、外侧髁和胫骨粗隆可于体表摸到(图 3-9)。

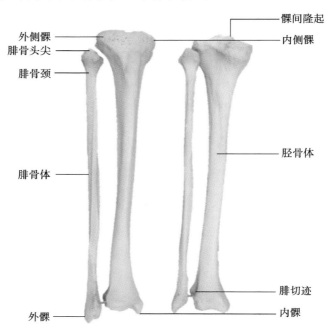

外侧髁
腓骨头尖
腓骨颈
腓骨体
外踝

髁间隆起
内侧髁

胫骨体

腓切迹
内踝

图 3-9　胫骨与腓骨

三、髌骨

髌骨(patella)是人体内最大的籽骨,位于股骨下端的前方,包被于股四头肌腱内,扁平,略呈三角形。上宽为髌底,下窄为髌尖,前面隆起且表面粗糙,后面(关节面)光滑,被一条嵴分为较大的外侧关节面和较小的内侧关节面。与股骨的髌面相关节,参与膝关节的构成。髌骨在体表可清晰摸到。

▌任务三　膝部关节解剖▌

微课:膝关节

膝关节(knee joint)由股骨下端的内、外侧髁和胫骨上端的内、外侧髁以及髌骨共同构成,是人体最大且构造最复杂、损伤机会亦较多的关节(图 3-10)。

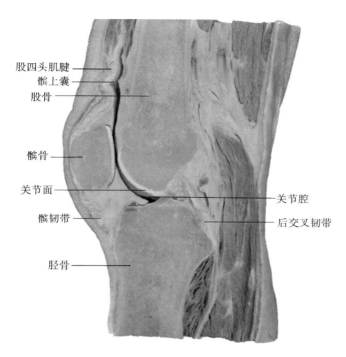

股四头肌腱
髌上囊
股骨

髌骨

关节面
髌韧带

关节腔
后交叉韧带

胫骨

图 3-10　膝关节(矢状面)

一、胫股关节

股骨的内、外侧髁与胫骨之间为滑车关节,胫股关节可做屈伸运动,小腿屈曲时可轻微旋转。

二、髌股关节

股骨与髌骨之间为滑动关节,髌股关节可上下滑动。

三、半月板

由于股骨内、外侧髁的关节面呈球面凸隆,而胫骨髁的关节窝较浅,彼此很不适合,在膝关节囊内生有由纤维软骨构成的半月板,共有两块(图 3-11)。半月板的外缘较厚,与关节囊紧密愈合,内缘薄而游离;上面略凹陷,对向股骨髁,下面平坦,朝向胫骨髁。内、外侧半月板分别位于股骨和胫骨的同名髁之间,半月板可使股骨、胫骨两骨的关节面更为适应,从而增强关节的灵活性和稳固性。

内侧半月板大而较薄,呈"C"形,前端狭窄而后份较宽。位于前交叉韧带的前方,外侧半月板与后交叉韧带附着点之间,前端起于胫骨髁间前窝的前份,后端附着于髁间窝,边缘与关节囊纤维层及胫侧副韧带紧密愈合,加深了胫骨内侧髁。

外侧半月板较小,近似"O"形,中部宽阔,前、后部均较狭窄。位于前交叉韧带的后外侧,内侧半月板后端的前方,前端附着于胫骨髁间前窝,后端止于髁间窝,外缘附着于关节囊,但不与腓侧副韧带相连,加深了胫骨外侧髁。半月板具有一定的弹性,能缓冲

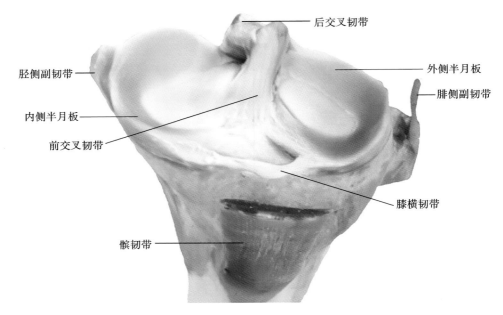

后交叉韧带

外侧半月板

腓侧副韧带

胫侧副韧带

内侧半月板

前交叉韧带

膝横韧带

髌韧带

图 3-11　膝关节半月板

重力,起到保护关节面的作用。

四、关节囊

膝关节的关节囊附着于各骨关节软骨的周缘,起自股骨,止于胫骨,宽阔、较薄而松弛,周围有来自阔筋膜、髂胫束的纤维和股肌、腘肌以及缝匠肌的肌腱加强。关节囊的滑膜层广阔,附着于关节面周缘,除关节软骨和半月板的表面无滑膜覆盖外,关节内所有的结构都被覆着一层滑膜。在髌骨上缘,滑膜沿股骨下端的前面向上呈囊状膨出于股四头肌腱的深面,达 5 cm 左右,形成髌上囊,与关节腔相通。另外,还有不与关节腔相通的滑液囊,如位于髌韧带与胫骨上端之间的髌下深囊。在髌骨下方中线的两侧,滑膜层部分突入关节腔内,形成皱襞,皱襞内充填脂肪组织和血管,称为翼状襞。两侧的翼状襞向上方逐渐合成一条带状的皱襞,称为髌滑膜襞,伸至股骨髁间窝的前缘。

五、周围韧带

1. 交叉韧带　膝关节内有两条交叉韧带,连于胫骨的髁间隆起与股骨的内、外侧髁之间,包括前交叉韧带和后交叉韧带,可限制胫骨的过度前后移位(图 3-11)。前交叉韧带附着于胫骨髁间前窝,斜向后外上方,止于股骨外侧髁内面的后份,有限制伸膝、旋外、胫骨前移的作用。后交叉韧带位于前交叉韧带的后内侧,较前交叉韧带短,起自胫骨髁间后窝及外侧半月板的后端,斜向前上内方,附于股骨内侧髁外面的前份,具有限制屈膝、旋外、胫骨后移的作用。如果前、后交叉韧带损伤,导致胫骨过度前后移位,这种现象即为临床上的"抽屉现象"。

2. 髌韧带　膝关节前方的称为髌韧带,是股四头肌腱向下的延续(髌骨为该肌腱内的籽骨),起自髌骨尖,止于胫骨粗隆,维持髌骨的正常位置(图 3-12)。髌韧带扁平而强

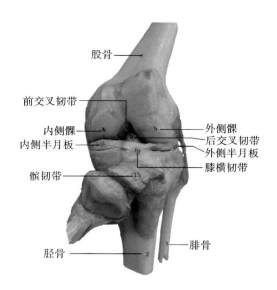

股骨

前交叉韧带

内侧髁
内侧半月板

髌韧带

胫骨 腓骨

外侧髁
后交叉韧带
外侧半月板
膝横韧带

图 3-12 膝关节韧带

韧,临床上检查膝跳反射时,即敲击此韧带。在髌韧带的两侧,有髌内、外侧支持带,为股内侧肌和股外侧肌腱膜的下延,并与膝关节囊相编织。

3. 胫侧副韧带 位于膝关节内侧的胫侧副韧带,呈扁带状(图 3-11)。起自股骨内上髁内收肌结节,向下放散编入关节囊纤维层,止于胫骨内侧髁的内侧面(由连接股骨内侧髁的内侧面与胫骨内侧髁和胫骨体的关节囊增厚形成),与关节囊和内侧半月板紧密结合,限制小腿后伸、过屈和旋外。

4. 腓侧副韧带 位于膝关节外侧的腓侧副韧带,是独立于关节囊外的圆形条索状的纤维束,起自股骨外上髁,止于腓骨小头(图 3-11)。韧带表面被股二头肌腱所覆盖,与外侧半月板不直接相连,限制小腿过伸,膝关节屈曲时松弛。

5. 腘斜韧带 膝关节后方有腘斜韧带加强,由半膜肌的腱纤维部分编入关节囊所形成,自股骨外侧经股骨髁至胫骨后内侧髁,限制小腿过伸。

六、关节血供

腘动脉(popliteal artery)在收肌腱裂孔处由股动脉延续而成。腘动脉进入腘窝后斜行向下,位置深,紧贴于股骨腘平面、膝关节囊和腘肌的后方,至腘肌下缘分为胫前动脉、胫后动脉,分别进入小腿前、后面。故当股骨下部骨折向后移位时,易损伤腘动脉。腘动脉在腘窝内除分出大量肌支外,还发出许多关节支参加膝关节动脉网的组成。关节支可按其分布的位置,分别称为膝上内侧动脉(经过股骨内上髁的上方)、膝下内侧动脉(在腓肠肌外侧头深面绕过胫骨外侧髁)、膝上外侧动脉(绕过股骨外上髁的上方)、膝下外侧动脉(在腓肠肌外侧头深面绕过胫骨外侧髁)和膝中动脉 5 支。

股骨干下 1/3 骨折时,由于腓肠肌的内、外侧头起于股骨内、外侧髁的后面,远端断端受它的牵引向后错位,因此可能损伤与骨面紧贴的腘动脉。

腘静脉(popliteal vein)由胫前、胫后静脉合成,位于胫神经的深面。小隐静脉于腘窝下角处,穿腘筋膜注入腘静脉。腘静脉上行于收肌腱裂孔处后为股静脉。

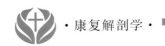
任务四　膝部骨骼肌解剖

一、腓肠肌

腓肠肌(gastrocnemius)以两头分别起自股骨内、外侧髁,两头合并形成一个肌腹,末端与比目鱼肌腱融合。比目鱼肌(soleus)为一宽扁的肌,位于腓肠肌深面,起自腓骨头和腓骨上部、胫骨的内侧缘和比目鱼肌线。三头会合后,形成强大的跟腱,止于跟骨结节(图 3-13)。腓肠肌收缩时可屈膝关节,并使足跖屈;在站立位时,固定膝关节和踝关节,可防止身体前倾,是维持身体直立姿势的重要肌之一。

二、腘肌

腘肌(popliteus)呈三角形,在膝关节和小腿上端的后面,起自股骨外侧髁,止于胫骨比目鱼肌线以上的骨面(图 3-14)。腘肌的作用为屈膝、内旋小腿。

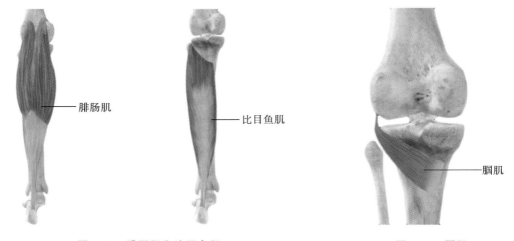

图 3-13　腓肠肌和比目鱼肌　　　　　　　　图 3-14　腘肌

三、跖肌

跖肌(plantaris)位于腓肠肌外侧头的深面,起自股骨外上髁,肌腹短小,腱细长,行向内下,止于跟腱的内侧缘。

任务五　膝部的运动

膝关节是不典型的滑车关节,屈时可做轻微的旋转运动。由于半月板的存在,可将膝关节腔分为不完全分隔的上、下两腔,除使关节头和关节窝更加适应外,也增加了运动的灵活性,如屈、伸运动主要在上关节腔进行,而屈膝时轻度的回旋运动则主要在下关节腔完成。

一、膝关节的屈、伸运动

1. 屈和伸 屈：主要的屈肌有半腱肌、半膜肌和股二头肌，腓肠肌、腘肌和跖肌起协助作用，最大屈度可使小腿与大腿相贴。髌韧带和后交叉韧带是强有力的限制结构。伸：主要的伸肌是股四头肌。限制结构为胫侧副韧带、腓侧副韧带及前交叉韧带。

2. 髌骨的运动 完全伸膝时，髌骨伴股四头肌收缩上移到股骨髁最上方前面；完全屈膝时，股四头肌松弛，髌骨向下滑动，下移约 7 cm，位于胫骨和股骨间隙的前方。

3. 半月板的运动 半月板具有一定的活动性，半月板的位置随膝关节的运动而发生改变。屈膝时，半月板滑向后方，伸膝时滑向前方。屈膝旋转时，一个半月板滑向前，另一个滑向后。

二、膝关节的旋转运动

胫侧副韧带和腓侧副韧带在伸膝关节时紧张，屈膝关节时松弛，当膝关节处于半屈位时最松弛。股骨髁与胫骨上端的关节面间形成一对球窝关节，因此在膝关节半屈位时具有一定的旋转能力，可做轻度的旋外和旋内运动。旋内由半膜肌、半腱肌、缝匠肌、股薄肌和腘肌参与，旋外则主要由股二头肌完成。

三、膝关节运动参与的骨骼肌

膝关节运动参与的骨骼肌见表 3-2。

表 3-2 膝关节运动参与的骨骼肌

运动方式	参与的骨骼肌
屈	半腱肌、半膜肌、股二头肌、缝匠肌、股薄肌、腘肌、腓肠肌、跖肌
伸	股四头肌、阔筋膜张肌
旋外	股二头肌、阔筋膜张肌
旋内	腘肌、半腱肌、半膜肌、缝匠肌、股薄肌

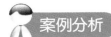

案例分析

一位大学生与同学踢足球时，发生碰撞而摔倒。倒地时，左膝关节不完全屈曲，股骨内旋，小腿外展。该学生自我感觉左腿膝关节突然疼痛，不能伸直。到医院检查，医生诊断左膝关节前交叉韧带部分撕裂，内侧半月板卡压。

问题：1. 膝关节的构成和结构特点有哪些？

2. 交叉韧带有何作用？如何做手法检查？

3. 半月板有何作用？内侧半月板卡压，如何通过康复手法复位？

知识拓展训练

案例分析答案

（侯小丽）

课程思政案例

模块六　足　踝　部

PPT

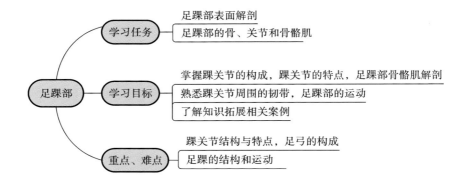

任务一　足踝部表面解剖

足踝部表面解剖根据观察的方位不同分为足背侧表面解剖、足内侧表面解剖、足外侧表面解剖。

一、足背侧表面解剖

内踝大而突出，外踝稍小而低下。内踝前方横列的骨性部为距骨颈和距骨头内侧面。踝关节隙位于外踝尖上方 2.5 cm 处，外踝前方腓骨第三肌中间的凹陷即为关节隙所在。关节肿胀时，此凹陷消失。足背皮肤甚薄，皮下组织松弛，隔皮可清晰见到足背静脉弓及大、小隐静脉起端。足和趾背屈时，可明显见到踇长伸肌腱、趾长伸肌腱和腓骨第三肌腱分别止于各趾及第五跖骨底。足背后外部所见的隆起为趾短伸肌腱腹。足背屈及内翻时，可见到并触及胫骨前肌。

二、足内侧表面解剖

内踝大而突出，内踝最后方为跟腱，抵达跟结节。跟腱与内踝之间的中点，可触及胫后动脉的搏动。内踝前方摸到的骨性部为距骨头、颈的内侧面。内踝下方一指宽处可触及跟骨载距突。内踝前方 2.5 cm 处为舟骨粗隆，胫骨前肌腱附着于舟骨粗隆前部。舟骨粗隆稍后方为距舟关节。舟骨粗隆前方可摸到内侧楔骨和第一跖骨底，再前方为踇展肌，踇展肌前方为第一跖骨头。

三、足外侧表面解剖

足外侧面几乎全部着地，皮肤较厚。外踝突出于后部，外踝后方可触及腓骨长、短肌腱。外踝前下方 2.5 cm 处，可隐约摸到小的跟骨滑车突，腓骨短肌腱位于滑车突前上方,腓骨长肌腱位于滑车突后下方,其后转入足底,此二肌腱可摸到。外踝前方有一凹陷,相当于踝关节平面。凹陷前方的隆起为趾短伸肌肌腹。足外侧中部有一明显隆起,即第五跖骨粗隆。自外踝尖至第五跖骨粗隆之间的中点稍前,即跗中关节外侧部。第五跖骨粗隆前方可触及小趾展肌,向前为第五跖骨头,小趾外展时明显。

任务二 足踝部相关骨解剖

一、胫骨下端

胫骨下端在胫骨下,又称为内踝(图 3-9)。

二、腓骨下端

腓骨下端在腓骨下,又称为外踝(图 3-9)。

三、跗骨

跗骨由距骨、跟骨、骰骨、内侧楔骨、中间楔骨、外侧楔骨、足舟骨组成(图 3-15)。

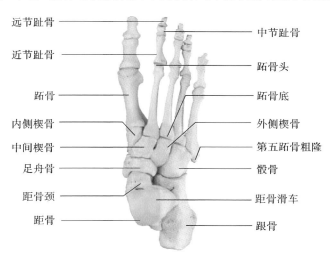

远节趾骨
近节趾骨
跖骨
内侧楔骨
中间楔骨
足舟骨
距骨颈
距骨

中节趾骨
跖骨头
跖骨底
外侧楔骨
第五跖骨粗隆
骰骨
距骨滑车
跟骨

图 3-15　足骨

四、跖骨

跖骨由第一跖骨、第二跖骨、第三跖骨、第四跖骨、第五跖骨组成(图 3-15)。

五、趾骨

趾骨包括 5 块近节趾骨、4 块中节趾骨、5 块远节趾骨共 14 块(图 3-15)。

任务三　足踝部关节解剖

一、踝关节

踝关节为一轴性滑车关节(图 3-16)。胫骨下关节面和胫、腓骨内、外踝关节面构成踝穴,距骨滑车构成关节头。距骨滑车关节面呈鞍状,前宽后窄,前端比后端宽约 2 mm。关节面在前后方向。距骨内踝关节面基本斜向前外方,微凹。

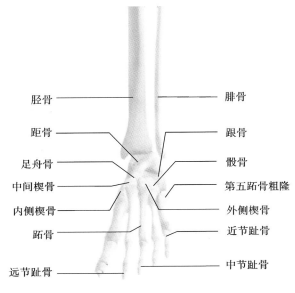

胫骨 —————————— 腓骨

距骨 —————————— 跟骨

足舟骨 —————————— 骰骨

中间楔骨 —————————— 第五跖骨粗隆

内侧楔骨 —————————— 外侧楔骨

跖骨 —————————— 近节趾骨

远节趾骨 —————————— 中节趾骨

图 3-16　踝关节

1.关节囊　踝关节围绕关节周围,近端起自胫骨下关节面和内、外踝关节面周缘,远端止于距骨滑车关节面周缘和距骨颈上面,距骨颈位于囊内。关节囊前后薄弱,两侧被韧带增强。

2.韧带　由胫侧副韧带与腓侧副韧带环绕。

(1)胫侧副韧带主要是三角韧带(图 3-17)。

三角韧带是踝关节内侧唯一的韧带,是踝关节所有韧带中最坚强的韧带,对于防止踝关节外翻起重要作用。

(2)腓侧副韧带主要由距腓后韧带、跟腓韧带和距腓前韧带组成(图 3-18)。

①距腓后韧带:防止踝关节前脱位、过度背屈。

②跟腓韧带:起稳定踝关节的作用。

③距腓前韧带:保持踝关节跖屈的稳定。

二、距下关节

距下关节又称距跟关节。由距骨凹陷的后跟关节面与跟骨凸隆的后距关节面构

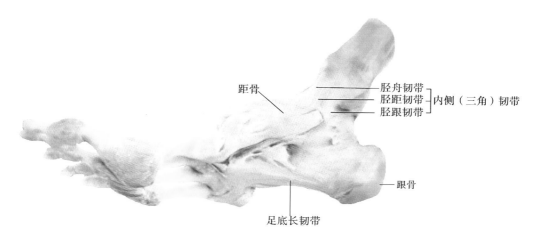

图 3-17　胫侧副韧带

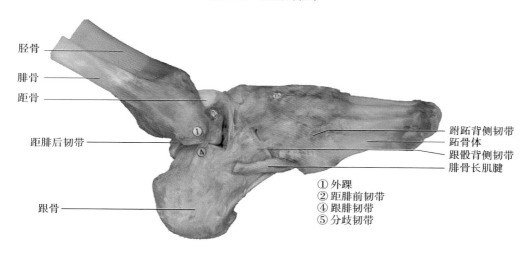

图 3-18　腓侧副韧带

成。关节囊薄而松弛,附着于关节面周缘。纤维膜内面衬有一层滑膜,距下关节有单独的关节腔。关节囊周围有一些短韧带将两骨牢固连接。

三、跗横关节

跗横关节又称 Chopart 关节,由跟骰关节和距跟舟关节联合构成,关节线呈"∽"形弯曲横过跗骨群的中间,内侧部凸向前方,外侧部凸向后方。此二关节为独立关节,关节腔互不相通。跟骰关节的韧带有 4 条,分别为分歧韧带的外侧束、背外侧跟骰韧带、足底长韧带和足底短韧带。

四、跗跖关节

跗跖关节由 3 块楔骨和骰骨的远侧面与 5 个跖骨底构成。跗跖关节为平面关节,可做轻微的运动。

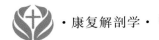

五、跖趾关节

跖趾关节是第一至第五跖趾关节隶属于前足的部分,分别由 5 个跖骨头与其近节趾骨底构成。由于运动过程中,各跖趾关节经常同时屈、伸,故又统称为跖趾关节。

六、趾间关节

趾间关节位于相续的两节趾骨之间,由趾骨滑车与其远侧趾骨的底构成,属于滑车关节。

七、足弓

足的跗骨、跖骨借韧带、肌腱共同组成的一个凸向上方的弓形结构(图 3-19)。足弓可分为前后方向的纵弓和内外方向的横弓。纵弓又可分为内侧纵弓和外侧纵弓。

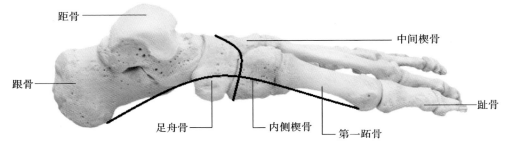

图 3-19　足弓

1.足内侧纵弓　内侧纵弓由跟骨、距骨、足舟骨、3 块楔骨及第一至第三跖骨构成。此弓较高,有较大的弹性,故又称弹性足弓,起缓冲震荡的作用。

2.足外侧纵弓　外侧纵弓由跟骨、骰骨及第四、五跖骨构成。此弓较低,弹性较差,主要与维持身体直立姿势有关,故又称支持弓。

3.足横弓　由 3 块楔骨、骰骨及距骨的后部构成。

八、关节血供

踝关节附近的动脉,在经过踝关节时分出分支进入踝关节。如足背动脉走行于踝前方到足背分出踝关节支;胫后动脉走行于内踝后方分出进入踝关节内侧的较小踝关节支。

任务四　足踝部骨骼肌解剖

微课:足踝部
骨骼肌解剖

一、小腿肌

小腿肌可分为前群肌、外侧群肌和后群肌。

（一）前群肌

1. 胫骨前肌 起自胫骨外侧面,肌腱向下经距小腿关节前方至足的内侧缘,止于内侧楔骨和第一跖骨底的足底侧。由腓深神经 L4～S2 支配(图 3-20)。

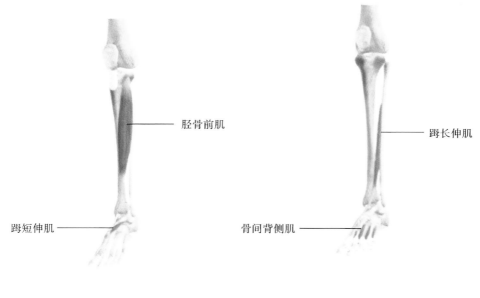

胫骨前肌

𧿹长伸肌

𧿹短伸肌

骨间背侧肌

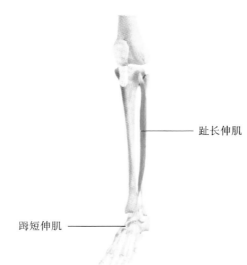

趾长伸肌

𧿹短伸肌

图 3-20 小腿前群肌

2. 趾长伸肌 趾长伸肌为羽状肌,起于胫骨外侧踝、腓骨近侧端 3/4 内侧面,邻近的骨间膜前面、小腿深筋膜深面、小腿前肌间隔,以及其与胫骨前肌之间的肌间隔,这些点形成了一个骨腱膜管的壁。由腓深神经 L4～S2 支配(图 3-20)。

3. 𧿹长伸肌 位于胫骨前肌和趾长伸肌之间,起自腓骨内侧面下 2/3 和骨间膜,止于𧿹趾远节趾骨底。作用为伸踝关节、伸𧿹趾。由腓深神经 L4～S2 支配(图 3-20)。

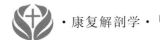
（二）外侧群肌

1.腓骨长肌　起自腓骨头、腓骨上 2/3 的外侧面和小腿深筋膜。肌束向下移行为长的肌腱,经外踝后方、跟骨外侧面及腓骨肌下支持带转至足底,斜行于足的内侧缘,止于第一楔骨和第一跖骨基底部。此肌收缩可使足跖屈和外翻。由腓浅神经 L5～S1 支配(图 3-21)。

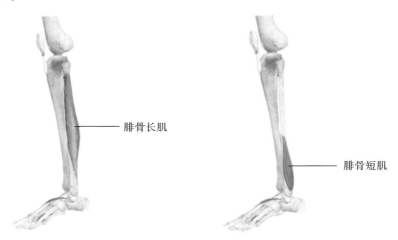

腓骨长肌

腓骨短肌

图 3-21　小腿外侧群肌

2.腓骨短肌　起自腓骨外侧面下方,止于第五跖骨底,使足在踝关节处背屈和足外翻及维持外侧足弓。由腓浅神经 L5～S1 支配(图 3-21)。

3.第三腓骨肌　起于腓骨下 1/3 的前面及骨间膜,止于第五跖骨底背侧面。作用为协助踝关节背伸(背屈)、足外翻及外旋。由腓深神经 L4～S2 支配。

（三）后群肌

1.小腿三头肌　略。

2.趾长屈肌　位于小腿胫侧,起自胫骨上部后面、比目鱼肌线下方。至小腿下部踝关节上后方形成长腱,长腱先行于胫骨后肌腱内侧,至踝关节后方转置胫骨后肌腱后侧并与其共同包裹于一个纤维鞘内,行向足底。肌腱于楔骨远端发出 4 条肌腱,行向第二至第五足趾,并止于第二至第五趾远节趾骨底。作用是使踝关节跖屈和屈第二至第五趾。由胫神经 L4～S3 支配(图 3-22)。

3.鉧长屈肌　位于桡侧。起自桡、尺骨上端的前面和骨间膜,止于鉧趾末节指骨底。此肌功能为屈鉧趾。由胫神经 L4～S3 支配(图 3-22)。

4.胫骨后肌　半羽肌,位于小腿三头肌的深面,趾长屈肌和鉧长屈肌之间。起自小腿骨间膜上 2/3 及邻近的胫腓骨后面,向下移行为长的肌腱,该肌腱在内踝后方,经过屈肌支持带(分裂韧带)深面至足内侧缘,止于舟骨粗隆及 3 块楔骨的基底面。此肌收缩,使足跖屈、外旋及内收。由胫神经 L4～S3 支配(图 3-22)。

二、足肌

足肌可分为足背肌和足底肌。

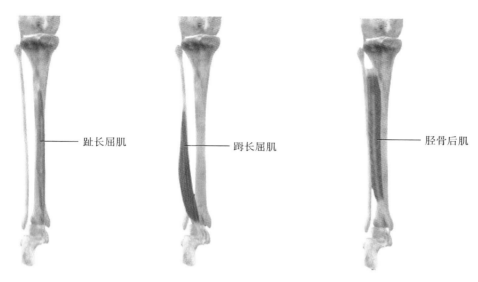

图 3-22　小腿后群深层肌

（一）足背肌

1. 姆短伸肌　起自跟骨前端的上面和外侧面，止于姆趾近节趾骨底，主要作用是伸姆趾。由腓深神经 L4～S2 支配。

2. 趾短伸肌　起自跟骨前端的上面和外侧面，止于第二至第四趾近节趾骨底，主要作用是伸第二至第四趾。由腓深神经 L4～S2 支配（图 3-23）。

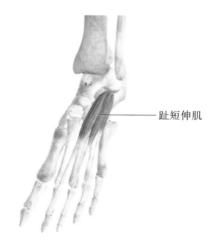

图 3-23　足背肌

（二）足底肌

足底肌可分为足底内侧群肌、足底中间群肌与足底外侧群肌。

1. 内侧群肌

（1）姆展肌：起自跟骨、足舟骨，止于姆趾近节趾骨底，主要作用是外展姆趾。由足底内侧神经 S1～S2 支配（图 3-24）。

（2）姆短屈肌：起自内侧楔骨，止于姆趾近节趾骨底，主要作用是屈姆趾。由足底

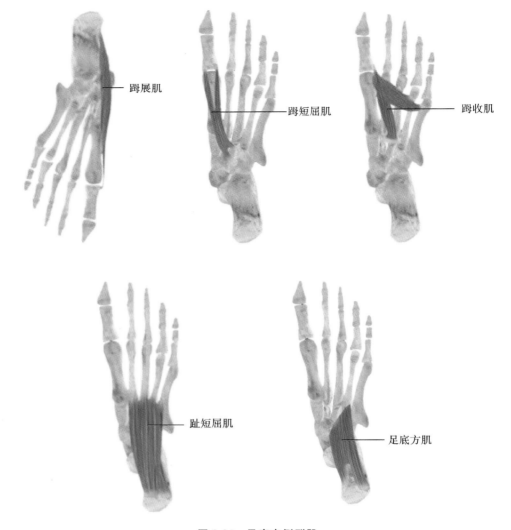

图 3-24 足底内侧群肌

内侧神经 S1～S2 支配(图 3-24)。

(3)踇收肌:分为横头与斜头,起自第二至第四跖骨底面,止于踇趾近节趾骨底,主要作用是内收和屈踇趾。由足底外侧神经 S2～S3 支配(图 3-24)。

(4)趾短屈肌:起自跟骨,止于第二至第五中节趾骨底,主要作用是屈第二至第五趾。由足底内侧神经支配(图 3-24)。

(5)足底方肌:起自跟骨,止于踇长屈肌腱,主要作用是屈第二至第五趾。由足底外侧神经支配(图 3-24)。

2.中间群肌

(1)蚓状肌:起自趾长屈肌腱,止于趾背腱膜,主要作用是屈跖趾关节与伸趾间关节。由足底、足外侧神经支配(图 3-25)。

(2)骨间足底肌:起自第三至第五跖骨内侧半,止于第三至第五近节趾骨底和趾背腱膜,主要作用是内收第三至第五趾骨。由足底外侧神经支配(图 3-25)。

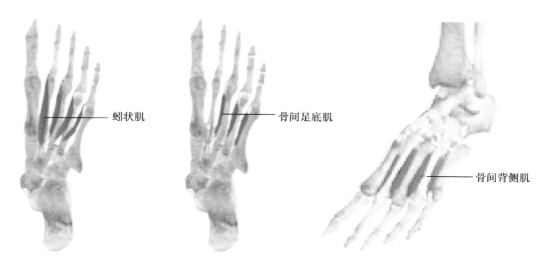

图 3-25 足底中间群肌

（3）骨间背侧肌：起自跖骨相对缘，止于第二至第四近节趾骨底和趾背腱膜，主要作用是外展第二至第四趾骨。由足底外侧神经支配（图 3-25）。

3. 外侧群肌

（1）小趾展肌：起自跟骨，止于小趾近节趾骨底，主要作用是屈、外展小趾。由足底外侧神经 S2～S3 支配（图 3-26）。

（2）小趾短屈肌：起自第五跖骨底，止于小趾近节趾骨底，主要作用是屈小趾。由足底外侧神经 S2～S3 支配（图 3-26）。

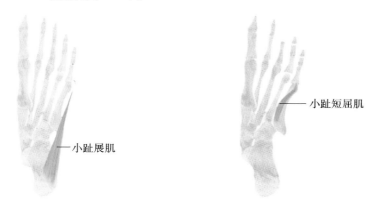

图 3-26 足底外侧群肌

▍任务五 足踝部的运动▍

一、足踝的运动

从整体而言，可以利用标准的人体三维空间平面描述足踝的运动。

（1）足踝部绕冠状轴在矢状面的相对运动为背屈与跖屈(图 3-27)。

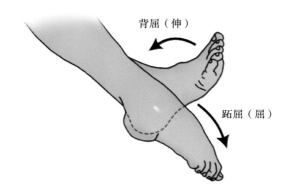

背屈（伸）

跖屈（屈）

图 3-27　背屈与跖屈

（2）足踝部绕矢状轴在冠状面的相对运动为内翻和外翻。

（3）足踝部绕垂直轴在水平面的相对运动为内收和外展。

在实际生活中,由于足踝部的关节轴多为斜行,故足踝部的运动主要表现为多关节相互配合下的三维复合运动。

1. 旋前　包括外翻、外展和背屈动作。

2. 旋后　内翻、内收及跖屈动作的合并。

除跖屈与背屈运动主要发生在踝关节外,其余方向上的运动主要由足部关节完成。

二、距跟关节的运动

1. 运动轴　距跟关节的运动轴线是由跟骨后外下方斜向前内上方,斜经跗骨窦至距骨颈上内侧的假设轴。此轴与水平面成 42°夹角,与足的中线成向内侧偏斜 16°夹角。

2. 运动方向　跟骨相对于距骨主要产生足的内、外翻运动（冠状面）。但因距跟关节轴向内、前、上方的倾斜,足内、外翻的同时还会伴有一定程度的内收和外展（水平面）,以及微小的跖屈和背伸（矢状面）。三平面活动同时发生,即内翻、跖屈和内收同时出现（旋前）,外翻、背伸、外展同时出现（旋后）。

3. 运动范围　内翻平均活动度是 20°~30°,外翻为 5°~10°。

三、跗横关节的运动

1. 运动轴　跗横关节分别沿纵轴和斜轴两个运动轴进行运动。

（1）纵轴:纵轴与矢状轴基本重合,其与水平面成 15°角,在矢状面上向内侧倾斜 9°。

（2）斜轴:斜轴的倾斜性更加明显,其与地面成 52°角,在矢状面上向内倾斜约 57°。

2. 运动方向　①足部绕纵轴主要产生足部在冠状面内的内、外翻运动;②足部绕斜轴形成外展、背伸和内收、跖屈的复合运动。跗横关节围绕双运动轴可以形成三维方向的旋前、旋后联合运动,这使中足的形状有着非常大的可塑性,以适应不同的地面情况。

四、跖趾关节的运动

1. 运动轴　两个运动轴均贯穿每个跖骨头的中心。若将所有跖骨关节作为整体来看,其横轴是斜行的,跖趾关节连线与足纵轴之间的夹角为 $50°\sim70°$。

2. 运动方向 跖趾关节不仅可以在矢状面完成屈、伸运动,而且可以在水平面完成轻微的内收、外展运动。

3. 运动范围 被动伸趾为 $50°\sim60°$,屈趾为 $30°\sim40°$。

五、踝关节运动参与的骨骼肌

踝关节运动参与的骨骼肌见表 3-3。

表 3-3 踝关节运动参与的骨骼肌

运动方式	参与的骨骼肌
屈(跖屈)	腓骨长肌、腓骨短肌、腓肠肌、比目鱼肌、趾长屈肌、踇长屈肌、胫骨后肌
伸(背屈)	胫骨前肌、踇长伸肌、趾长伸肌、腓骨前肌
内翻	踇长伸肌、胫骨前肌、胫骨后肌、踇长屈肌
外翻	腓骨长肌、腓骨短肌、胫骨前肌、趾长伸肌

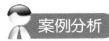 **案例分析**

一位中学女生跑步时被绊倒,导致右足内翻。送到医院检查时,发现其右侧踝关节的外侧压痛并肿胀。在外踝前下方有一明显的局限性压痛点。X 线检查无骨折。

诊断:右踝关节扭伤。

问题:1. 踝关节的构成和结构特点有哪些?

2. 正常情况下,哪些骨骼肌收缩会引起足内翻?

3. 为何容易发生足内翻?足内翻损伤哪些结构?

4. 如何进行崴脚后的复位治疗?

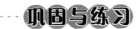 **巩固与练习**

(一)填空题

1. 髋骨由_____、_____和_____构成。

2. 膝关节由_____、_____和_____构成。

3. 髌上囊位于_____的上方、_____下份与_____之间。

4. 股四头肌位于_____,其中_____起自髂前下棘,其余三个头起自_____,肌腱移行为_____。

5. 股三角由_____、_____和_____围成,股三角内有_____、_____和_____等。

(二)名词解释

1. 梨状肌综合征

2. 小腿三头肌

3. 足弓

知识拓展训练

案例分析答案

课程思政案例

在线答题

巩固与练习
答案

(三)问答题

1.试述髋关节的结构特点和运动。

2.使髋关节前屈的骨骼肌有哪些?

3.屈膝关节的骨骼肌有哪些?

4.导致足内翻的骨骼肌有哪些?

5.膝关节周围有哪些重要的韧带?

(李文杰)

·第四篇·

中轴部

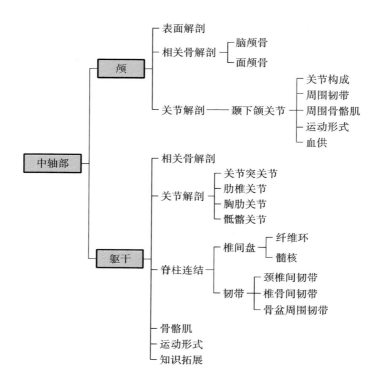

中轴部由颅和躯干组成,构成人体的中轴部分。颅借眶上缘、颧弓上缘、外耳门上缘和乳突的连线,分为后上方的脑颅和前下方的面颅。躯干分为胸部、腹部、膈、盆部与会阴部等。颅借下颌体下缘、下颌角、乳突尖、上项线和枕外隆凸的连线与颈部为界。

模块七　颅

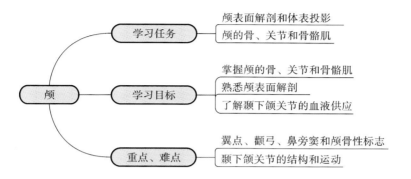

学习任务
- 颅表面解剖和体表投影
- 颅的骨、关节和骨骼肌

学习目标
- 掌握颅的骨、关节和骨骼肌
- 熟悉颅表面解剖
- 了解颞下颌关节的血液供应

重点、难点
- 翼点、颧弓、鼻旁窦和颅骨性标志
- 颞下颌关节的结构和运动

PPT

任务一　颅表面解剖

一、颅的表面解剖

颅的突起或凹陷较多,主要有以下体表标志可触及(图 4-1、图 4-2)。

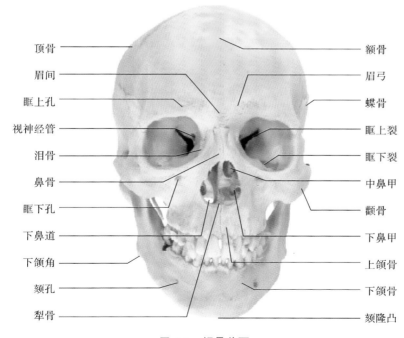

顶骨　　额骨
眉间　　眉弓
眶上孔　　蝶骨
视神经管　　眶上裂
泪骨　　眶下裂
鼻骨　　中鼻甲
眶下孔　　颧骨
下鼻道　　下鼻甲
下颌角　　上颌骨
颏孔　　下颌骨
犁骨　　颏隆凸

图 4-1　颅骨前面

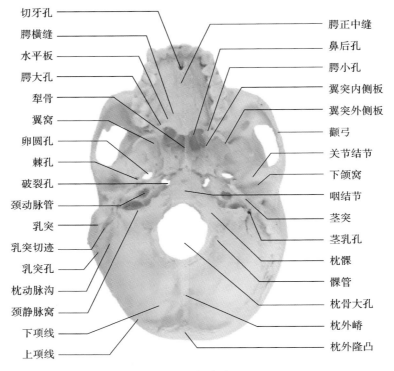

图 4-2 颅底外面

1. 眉弓 眶上缘上方的弓形隆起,相当于大脑额叶的下缘,其内侧份深面有额窦。

2. 额结节 眉弓上方约 5 cm 处的突出部分,其深面正对大脑半球的额中回。

3. 眶上切迹 位于眶上缘内、中 1/3 交界处,有眶上神经和血管经过。

4. 眶下孔 位于眶下缘中点下方约 0.8 cm 处,有眶下神经和血管经过。其为眶下神经阻滞麻醉的进针点。

5. 颏孔 位于下颌第 2 前磨牙牙根的下方或者第 1、2 前磨牙之间的下方,下颌体上、下缘连线的中点处,距离前正中线约 2.5 cm。其内有颏血管和颏神经经过,是颏神经阻滞麻醉的进针点。

6. 颧弓 眼耳之间的弓形隆起,由颧骨的颞突和颞骨的颧突组成。颧弓上缘相当于大脑半球颞叶前端的下缘。颧弓下方下颌切迹中点处是上、下颌神经阻滞麻醉的进针点。

7. 翼点 俗称"太阳穴",位于颧弓中点上方,额、顶、颞、蝶四骨的汇合处,多呈"H"形,其内面有脑膜中动脉前支经过。此处骨质薄弱,易发生骨折,并常常损伤脑膜中动脉,导致颅内血肿。

8. 髁突 位于颧弓根部的下方,耳屏的前方。

9. 下颌角 位于下颌体下缘与下颌支后缘交界处,其外面有咬肌附着,是取颊车穴时的参考标志,也是选择面动脉止血点的参考标志。

10. 乳突 位于耳垂后方,其根部前内侧有茎乳孔,是面神经出颅的部位。

11. 枕外隆凸 位于枕骨外面正中的隆起,俗称"后脑勺",是斜方肌、竖脊肌的附着点。

12. 上项线 自枕外隆凸向乳突根部延伸的隆起,其内面为横窦。

二、颈部表面解剖

1. 胸锁乳突肌 位于颈部两侧,是颈部分区的重要标志。其后缘中点处是颈丛皮神经传出的部位,也是颈部皮肤浸润麻醉的进针点(图 4-3)。

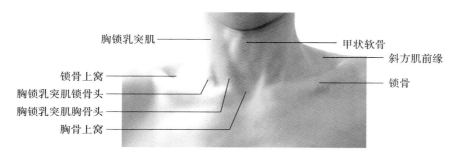

图 4-3 颈部前面体表标志

2. 锁骨 锁骨全长可触及。

3. 胸锁乳突肌胸骨头 胸锁乳突肌的起点之一,即胸骨柄。

4. 胸锁乳突肌锁骨头 胸锁乳突肌的起点之一,即锁骨内侧端。

5. 胸骨上窝 胸骨颈静脉切迹上方的凹陷,是气管颈段的触诊部位。

6. 锁骨上窝 锁骨中 1/3 上方的凹陷,由胸锁乳突肌后缘、斜方肌前缘与锁骨中 1/3 上缘围成。窝底可触及锁骨下动脉的搏动、臂丛和第 1 肋,是臂丛神经阻滞麻醉的进针点。

7. 斜方肌前缘 在斜方肌前缘中、下 1/3 处,副神经沿肩胛提肌浅面,斜向外下,进入斜方肌深面,支配该肌。

8. 甲状软骨 位于环状软骨与舌骨之间,构成喉的前外侧壁。上缘平对第 4 颈椎上缘,是颈总动脉分叉处的体表标志。其前正中线上的凸起称为喉结,在体表可触及,是男性第二性征的标志结构。

9. 舌骨 位于颏隆凸的后下方,约平对第 3、4 颈椎间盘平面。

任务二 颅相关骨解剖

成人颅骨有 23 块,分为脑颅骨和面颅骨。脑颅骨围成颅腔,容纳脑。面颅骨构成面部支架,参与组成眶、骨性鼻腔和骨性口腔。

一、脑颅骨

脑颅骨共有 8 块,包括成对的顶骨、颞骨和不成对的额骨、枕骨、蝶骨、筛骨。额骨、顶骨和枕骨自前向后依次排列构成颅腔的顶,也称颅盖。额骨、筛骨、蝶骨、颞骨和枕骨自前向后依次相连构成颅腔的底,称颅底。

微课:脑颅骨

1. 额骨　额骨位于颅的前上部,前连筛骨和鼻骨,后连顶骨,形成额和眶的上部。其分为三部分。

(1)额鳞:贝壳形的扁骨,内含额窦,其向前外上方的突起称为额结节。

(2)眶部:后伸的水平薄骨板,构成眶上壁。

(3)鼻部:位于两侧眶部之间,呈马蹄铁形,缺口处为筛切迹(图4-4)。

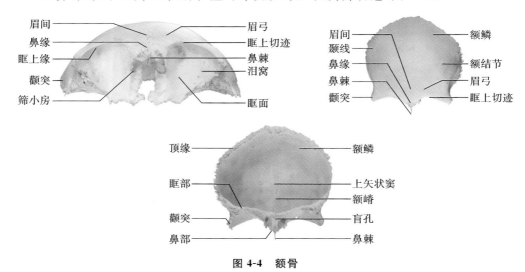

图 4-4　额骨

2. 顶骨　顶骨位于颅顶中部,呈四边形,左右各一。前连额骨,后连枕骨,内侧借矢状缝与对侧顶骨相连,外侧与颞骨和蝶骨相连。

3. 枕骨　枕骨位于颅的后下部。借前下部中央的枕骨大孔分为四部分:鳞部(位于枕骨大孔后方)、基底部(位于枕骨大孔前方)和侧部(位于枕骨大孔两侧)。侧部下方有椭圆形关节面,称枕髁。枕骨大孔的后上方,内面有枕内隆凸,外面有枕外隆凸。枕内隆凸两侧的浅沟为横窦沟,枕外隆凸两侧的隆起为上项线(图4-5)。

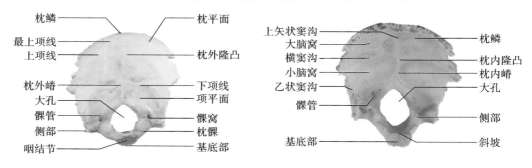

图 4-5　枕骨

4. 筛骨　筛骨位于两眶之间、额骨与蝶骨之间,参与构成鼻腔顶、鼻腔外侧壁和鼻中隔。在冠状面上,呈"巾"字形,分为筛板、垂直板和筛骨迷路三部分。筛板构成鼻腔的顶,板的前份有向上突起的鸡冠,鸡冠两侧有多个筛孔。垂直板自筛板中线下垂而成,构成骨性鼻中隔的上部。筛骨迷路位于垂直板两侧,骨质菲薄,内含有许多小腔,称筛窦。迷路内侧壁上附有两个卷曲的小骨片,称上鼻甲和中鼻甲(图4-6)。

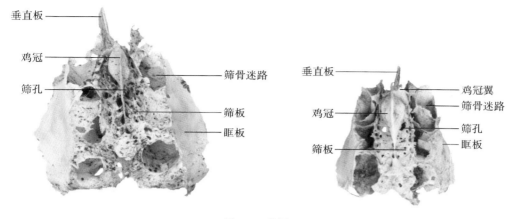

图 4-6　筛骨

5. 蝶骨　蝶骨位于颅底中央,分为蝶骨体、蝶骨大翼、蝶骨小翼和翼突四部分。蝶骨体位于蝶骨中央,内含蝶窦。蝶窦分隔为左、右两半,向前分别开口于蝶筛隐窝。蝶骨体上面中央凹陷处为垂体窝。蝶骨体两侧的浅沟称为颈动脉沟,沟内有颈内动脉走行。蝶骨大翼为蝶骨体伸向两侧的翼状突起,其根部自前而后可见圆孔、卵圆孔和棘孔,分别有重要的神经和血管通过。蝶骨小翼为蝶骨体向前上方发出的三角形薄板,其与蝶骨体交界处为视神经管,两侧视神经管内口之间为交叉前沟。大、小翼之间的裂隙为眶上裂。翼突为蝶骨体与大翼连接处向下的突起,其向后敞开形成翼突内、外侧板(图 4-7)。

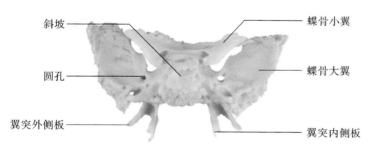

图 4-7　蝶骨

6. 颞骨　位于颅两侧,并延伸至颅底,参与构成颅底和颅腔侧壁。以外耳门为中心分为鳞部、鼓部和岩部三部分(图 4-8、图 4-9)。

(1)鳞部:位于外耳门前上方,呈鳞片状。鳞部内面有脑膜中动脉沟和脑回的压迹;外面有前伸的颧突,与颧骨的颞突构成颧弓。颧突根部下面的深窝称下颌窝,窝前缘的横行隆起称关节结节。

(2)鼓部:位于下颌窝后方,从前、后、下三面围绕外耳道。

(3)岩部:呈三棱锥形,尖向前内,底与鳞部相接。岩部前面朝向颅中窝,中央有弓状隆起,隆起外侧为薄而平坦的鼓室盖,近尖端有光滑的三叉神经压迹,后面中央部有内耳门,与内耳道相通。下面凹凸不平,中部有颈动脉管外口,向前内通向颈动脉管,并与岩部尖端的颈动脉管内口相通。颈动脉管外口后方的深窝为颈静脉窝,后外侧细长

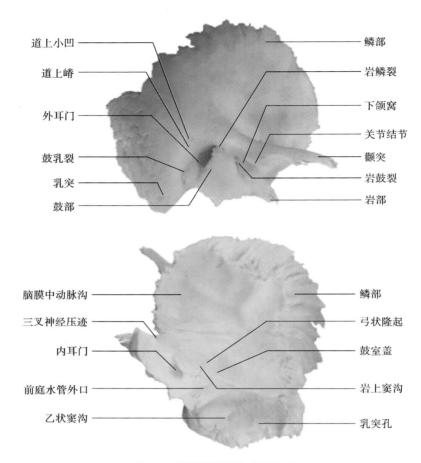

道上小凹 — 鳞部
道上嵴 — 岩鳞裂
外耳门 — 下颌窝
— 关节结节
鼓乳裂 — 颧突
乳突 — 岩鼓裂
鼓部 — 岩部

脑膜中动脉沟 — 鳞部
三叉神经压迹 — 弓状隆起
内耳门 — 鼓室盖
前庭水管外口 — 岩上窦沟
乙状窦沟 — 乳突孔

图 4-8　颞骨外侧面与内侧面观

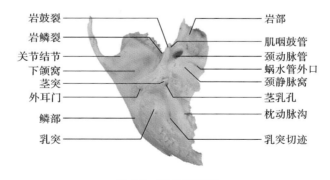

岩鼓裂 — 岩部
岩鳞裂 — 肌咽鼓管
关节结节 — 颈动脉管
下颌窝 — 蜗水管外口
茎突 — 颈静脉窝
外耳门 — 茎乳孔
鳞部 — 枕动脉沟
乳突 — 乳突切迹

图 4-9　颞骨下面观

的突起为茎突。茎突后外侧肥大的突起为乳突,内含乳突小房。茎突与乳突之间为茎乳孔。颞骨岩部因含有多个孔隙、管道和含气小房,较为脆弱,颅底骨折多发生于此。

二、面颅骨

面颅骨共有 15 块,包括成对的鼻骨、泪骨、颧骨、腭骨、上颌骨、下鼻甲骨和不成对

微课:面颅骨

的下颌骨、舌骨、犁骨。

1. 下颌骨 下颌骨为最大的面颅骨,分为一体两支,体、支交界处形成下颌角,其内面的粗糙骨面称翼肌粗隆,外面的粗糙骨面称咬肌粗隆(图4-10)。

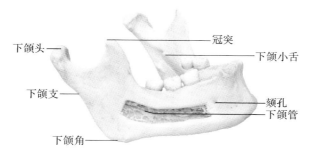

图 4-10 下颌骨

(1)下颌体:"U"形骨板,分内、外两面和上、下两缘。体内面正中有颏棘,其外下方的浅窝为二腹肌窝;体外面有颏孔,前面正中向前凸起形成颏隆凸。

(2)下颌支:下颌体后方上耸的长方形骨板。其上端有两个突起,前方的称冠突,为颞肌附着处;后方的称髁突,两突之间的凹陷为下颌切迹。髁突上端的膨大称下颌头,头下方缩细处为下颌颈。下颌支内面中央有下颌孔,孔的前缘有伸向后上方的下颌小舌。

2. 舌骨 舌骨位于下颌骨的后下方,呈马蹄铁形。中间部称舌骨体,向后外侧延伸为舌骨大角,向上的短突起为舌骨小角。舌骨体和舌骨大角在体表可扪到(图4-11)。

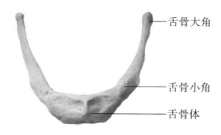

图 4-11 舌骨

3. 犁骨 犁骨为斜方形骨板,构成骨性鼻中隔的后下份。

4. 鼻骨 鼻骨为成对的长条形小骨片,上窄下宽,构成鼻背的基础。

5. 泪骨 泪骨位于眶内侧壁的前份,为菲薄的方形小骨片。前与上颌骨的额突相接,后与筛骨的眶板相连。

6. 下鼻甲骨 下鼻甲骨为薄而卷曲的小骨片,附着于上颌骨和腭骨的鼻面。

7. 颧骨 颧骨位于眶的外下方,向后发出颞突与颞骨的颧突共同构成颧弓。

8. 腭骨 腭骨位于上颌骨与蝶骨之间,呈"L"形,分为水平板和垂直板。水平板构成骨腭的后份,垂直板构成鼻腔外侧壁的后份(图4-12)。

9. 上颌骨 上颌骨位于颜面部的中央,分为一体四突(图4-13、图4-14)。

(1)上颌体:内含上颌窦,分为前面、鼻面、眶面和颞下面。前面有眶下孔,孔下方的凹陷称尖牙窝。鼻面构成鼻腔外侧壁,后份有上颌窦裂孔,裂孔前方有纵行的泪沟。眶面构成眶下壁,有眶下沟向前通向眶下管。颞下面朝向后外,中部有牙槽孔。

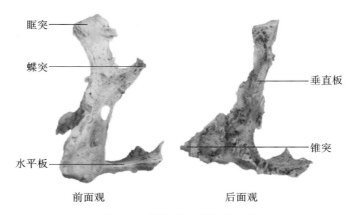

前面观   后面观

图 4-12　腭骨前面观和后面观

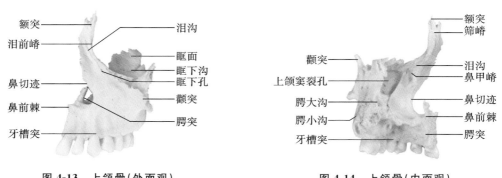

图 4-13　上颌骨（外面观）　　　　　图 4-14　上颌骨（内面观）

（2）四突：额突突向上方，与额骨、鼻骨和泪骨相接；颧突突向外侧，与颧骨相接；腭突水平向内，于中线处与对侧的腭突结合，构成骨腭的前份。牙槽突突向下，其下缘有牙槽，容纳上颌牙齿的牙根。

任务三　颅的关节解剖

微课：颞下颌关节

一、颞下颌关节

颞下颌关节由下颌头、下颌窝和关节结节构成（图 4-15）。关节囊上方附着于下颌窝和关节结节周围，下方附着于下颌颈，薄而松弛，外面有韧带加强。关节囊内有关节盘，将关节腔分为上、下两腔。关节囊的前份薄弱，关节脱位时易向前方脱位。

二、颞下颌关节周围的韧带

颞下颌关节周围的韧带包括颞下颌韧带、蝶下颌韧带和茎突下颌韧带（图 4-16）。

1. 颞下颌韧带　又名外侧韧带，位于关节囊的外侧，是关节囊的增强部分。此韧带呈三角形，上端附着于颞骨的颧突根部和关节结节，下端收窄向后下止于下颌颈的外侧面和后缘。此韧带可防止颞下颌关节向后外侧脱位，在微张口时，具有悬挂下颌骨的作用。

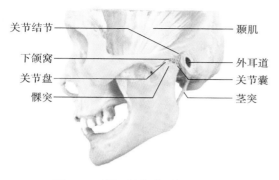

图 4-15　颞下颌关节(外侧面观)

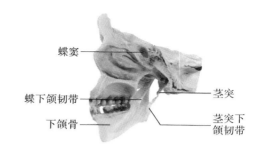

图 4-16　颞下颌关节(内面观)

2. 蝶下颌韧带　位于关节囊内侧,上端附着于蝶骨大翼外下方的蝶棘,下端附着于下颌支内侧面下颌小舌附近的骨面。此韧带具有悬挂下颌骨的作用。

3. 茎突下颌韧带　位于翼内肌和咬肌之间,上端附着于茎突,下端附着于下颌角和下颌支后缘。此韧带为颈部深筋膜的增厚部分,有固定下颌角以防止过度前移的作用。

三、颞下颌关节周围骨骼肌解剖

完成咀嚼运动的肌肉为咀嚼肌,主要包括颞肌、咬肌、翼内肌和翼外肌(图 4-17、图 4-18)。

微课:颞下颌
关节骨骼肌
解剖

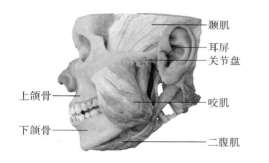

图 4-17　颞肌和咬肌

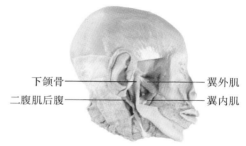

图 4-18　翼内肌和翼外肌

1. 颞肌　起自颞窝,肌束呈扇形向下会聚,经颧弓深面止于下颌骨的冠突。收缩时可使下颌骨上提和后退。

2. 咬肌　起自颧弓下缘和内面,肌束向后下止于下颌角外面的咬肌粗隆。收缩时可使下颌骨上提和前伸。

3. 翼内肌　位于下颌支内面,起自翼突窝,肌束斜向后下止于下颌角内面的翼肌粗隆。收缩时可使下颌骨上提和前伸。

4. 翼外肌　位于翼内肌上方,起自蝶骨大翼和翼突外板,肌束向后外止于下颌颈。收缩时可使下颌骨前伸、下降和向侧方运动。

四、颞下颌关节的运动

颞下颌关节属于联动关节,双侧关节必须同时运动才可完成下颌骨的上提、下降、前伸、后退和侧方运动。其中,前伸、后退运动发生在上关节腔,属于滑动;上提、下降运动发生在下关节腔,属于转动。侧方运动时,一侧发生在下关节腔,下颌头对关节盘做旋转运动;另一侧发生在上关节腔,下颌头和关节盘一起向前做滑动运动。张口运动既有发生在下关节腔的转动,又有发生在上关节腔的滑动,故张大口时,下颌体向后下方下降,下颌头和关节盘则滑至关节结节下方。如果张口过大或者关节囊过度松弛,则会导致下颌头滑至关节结节的前下方而不能回到下颌窝内,造成颞下颌关节脱位。

五、颞下颌关节血供

颞下颌关节的血液供应主要来自颞浅动脉和上颌动脉(图 4-19)。颞浅动脉发出面横动脉,上颌动脉发出耳深动脉,均供应颞下颌关节。

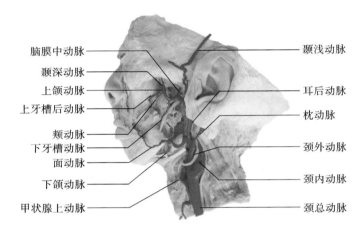

脑膜中动脉 颞深动脉 上颌动脉 上牙槽后动脉 颊动脉 下牙槽动脉 面动脉 下颌动脉 甲状腺上动脉 颞浅动脉 耳后动脉 枕动脉 颈外动脉 颈内动脉 颈总动脉

图 4-19 头颈部动脉

六、颈部骨骼肌解剖

颈肌可分颈浅群肌、颈前群肌和颈深群肌(图 4-20)。

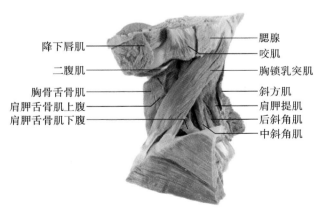

降下唇肌 二腹肌 胸骨舌骨肌 肩胛舌骨肌上腹 肩胛舌骨肌下腹 腮腺 咬肌 胸锁乳突肌 斜方肌 肩胛提肌 后斜角肌 中斜角肌

图 4-20 颈肌

（一）颈浅群肌

1. 颈阔肌（platysma）　位于浅筋膜内，属于表情肌，薄而宽阔，有紧张颈部皮肤和下拉口角的作用。

2. 胸锁乳突肌（sternocleidomastoid）　位于颈外侧部，被颈阔肌遮盖，粗壮强劲，起自胸骨柄和锁骨的胸骨端，肌束斜向后上，止于颞骨乳突。一侧胸锁乳突肌收缩，使头向同侧倾斜，面部转向对侧；两侧同时收缩，使头后仰。

（二）颈前群肌

颈前群肌包括舌骨上群肌和舌骨下群肌，共 16 块骨骼肌。舌骨上群肌包括二腹肌、下颌舌骨肌、茎突舌骨肌和颏舌骨肌；舌骨下群肌包括胸骨舌骨肌、肩胛舌骨肌、胸骨甲状肌和甲状舌骨肌。

（三）颈深群肌

颈深群肌主要有前、中、后斜角肌。它们均起自颈椎横突，前、中斜角肌止于第 1 肋，后斜角肌止于第 2 肋。前、中斜角肌与第 1 肋之间围成三角形的斜角肌间隙，内有锁骨下动脉和臂丛经过。

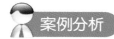 **案例分析**

案例分析答案

一位彩民多次购买彩票未中奖，今年 3 月份买了彩票 6＋1 中奖 500 万，兴奋得哈哈大笑，当时笑声突然中断，不能说话，手托下颌，稍显痛苦。同事即刻将其送往医院急诊科，经医生检查为颞下颌关节脱位。

问题：1. 颞下颌关节的构成和结构特点有哪些？

2. 颞下颌关节周围有哪些骨骼肌和韧带？

3. 什么是颞下颌关节脱位？

4. 如何进行颞下颌关节康复手法复位？

（郭庆河）

课程思政案例

模块八 躯 干

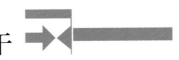

PPT

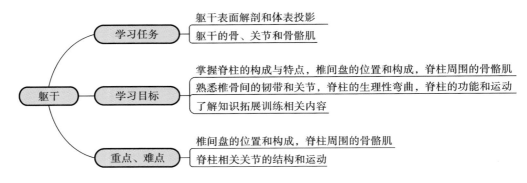

躯干
- 学习任务
  - 躯干表面解剖和体表投影
  - 躯干的骨、关节和骨骼肌
- 学习目标
  - 掌握脊柱的构成与特点,椎间盘的位置和构成,脊柱周围的骨骼肌
  - 熟悉椎骨间的韧带和关节,脊柱的生理性弯曲,脊柱的功能和运动
  - 了解知识拓展训练相关内容
- 重点、难点
  - 椎间盘的位置和构成,脊柱周围的骨骼肌
  - 脊柱相关关节的结构和运动

任务一 躯干表面解剖

1. 胸部

(1)颈静脉切迹:胸骨柄上缘的凹陷,平对第 2、3 胸椎之间的椎间盘。临床上据此诊断气管是否偏移。

(2)胸骨角:胸骨柄与胸骨体连接处形成的向前的突起,两侧平对第 2 肋,是计数肋骨序数的重要标志。向后与第 4 胸椎体下缘平齐,与气管杈、食管的第 2 处狭窄、主动脉弓的起止端、奇静脉弓、胸导管由右侧转向左侧、肺动脉杈等在同一个平面。

(3)锁骨下窝:锁骨全长均可触及,锁骨下窝位于锁骨中、外 1/3 交界处的下方,深面有腋动脉、腋静脉和臂丛通过。在窝的外侧壁、锁骨下方一横指处可触及喙突。

(4)乳头:男性乳头位于锁骨中线与第 4 肋间隙的交点处,女性乳头的位置变化较大,略低并偏向外下方。

(5)肩胛冈:肩胛骨背面的骨性隆起,其内侧端平对第 3 胸椎。

(6)肩胛上角:两臂下垂时,肩胛上角平对第 2 肋。

(7)肩胛下角:两臂下垂时,肩胛下角平对第 7 肋。

2. 腹部

(1)剑突:位于胸骨体下方,二者连接处称为剑胸结合处。两侧与第 7 肋软骨相连,向后平对第 9 胸椎。

(2)肋弓:由第 8、9、10 肋软骨依次连于上位肋软骨,其最低点平面称肋下平面,平对第 3 腰椎体或第 2、3 腰椎体之间,是触诊肝、脾的标志。

(3)胸骨下角:两侧肋弓之间的夹角,内有剑突。

(4)脐:位于腹前壁中线上,平对第 3、4 腰椎间盘。

(5)腹直肌:腹前壁中线两侧的肌性隆起,自耻骨联合上缘至剑突和第 5~7 肋的外面,表面可触及 4～5 个肌腹。

(6)竖脊肌:躯干背面棘突两侧的肌性隆起,两侧竖脊肌之间构成背部正中沟。

(7)脊肋角:又称肾区,为竖脊肌外侧缘与第 12 肋的夹角,是肾门在腹后壁的体表投影,临床上肾囊封闭术即在此进行。

(8)髂嵴:髂骨上缘的弧形隆起,两侧髂嵴的最高点平面约平对第 4 腰椎棘突,为腹主动脉分叉处的标志性平面。

(9)髂结节:髂嵴前、中 1/3 交界处向外的隆起,两侧髂结节平面约平对第 5 腰椎棘突,为回盲瓣的标志性平面。

(10)髂前上棘:髂嵴前端的突起,两侧髂前上棘连线平对骶骨岬,与弓状线同面。

(11)髂后上棘:髂嵴后端的突起,两侧髂后上棘连线平对第 2 骶椎棘突,是蛛网膜下隙终止的标志。

3. 盆部与会阴部 自腹前壁正中线下端向外、向后,依次可触及耻骨联合上缘、耻骨嵴、耻骨结节、腹股沟韧带、髂前上棘、髂嵴、髂后上棘等,是腹、盆部的分界标志;在后方可触及骶正中嵴、骶角,两侧骶角之间是骶管裂孔。会阴部的尾骨尖、坐骨结节、耻骨弓和耻骨联合下缘可触及。

任务二 躯干相关骨解剖

一、椎骨

微课:椎骨

幼年时为 32 块或 33 块,分为颈椎 7 块、胸椎 12 块、腰椎 5 块、骶椎 5 块、尾椎 3～4 块。成年后 5 块骶椎融合成骶骨,3～4 块尾椎融合成尾骨。

(一)椎骨的一般形态

椎骨由前方短圆柱形的椎体和后方板状的椎弓组成。

椎体是椎骨负重的主要部分,内部充满松质,表面的密质较薄,上下面皆粗糙,借椎间纤维软骨与邻近椎骨相接。椎体后面微凹陷,与椎弓共同围成椎孔。各椎孔上下贯通,构成容纳脊髓的椎管。

椎弓是弓形骨板,其紧连椎体的缩窄部分,称椎弓根,根的上、下缘分别称为椎上、下切迹。相邻椎骨的上、下切迹共同围成椎间孔,有脊神经和血管通过。椎弓根向后内扩展变宽,称椎弓板,两侧椎弓板于中线会合。由椎弓发出 7 个突起:①棘突 1 个,由椎弓后面正中伸向后方或后下方,尖端可在体表扪到。②横突 1 对,伸向两侧。棘突和横突都是肌和韧带的附着处。③关节突 2 对,在椎弓根与椎弓板结合处分别向上、下方突起,即上关节突和下关节突,相邻关节突构成关节突关节。

(二)各部椎骨的形态特征

1. 颈椎 椎体较小,横断面呈椭圆形,上、下关节突的关节面几乎呈水平位(图 4-21)。第 3～7 颈椎体上面侧缘向上突起,称椎体钩,椎体钩与上位椎体下面的两侧唇缘相接,形成钩椎关节,又称 Luschka 关节(图 4-22)。如椎体钩过度增生肥大,可使椎间孔狭窄,压迫脊神经,产生颈椎病的症状和体征。颈椎椎孔较小,呈三角形。横突有孔,称横突孔,有椎动脉(穿 6~1 横突孔)和椎静脉通过。第 6 颈椎横突末端前方的结节特别隆起,称颈动脉结节,有颈总动脉经其前方。当头部出血时,可用手指将颈总动脉压于此结节处进行暂时止血。第 2~6 颈椎的棘突较短,末端分叉。

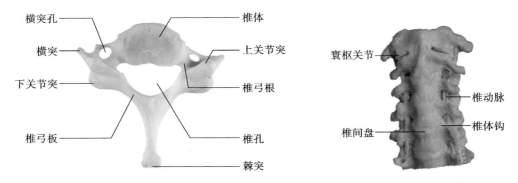

图 4-21　颈椎(上面观)　　　　　　　　　图 4-22　钩椎关节

第 1 颈椎又名寰椎(图 4-23),呈环状,无椎体、棘突和关节突,由前弓、后弓及侧块组成。前弓较短,后面正中有齿突凹,与枢椎的齿突相关节。侧块连接前、后两弓,上面各有一椭圆形关节面,与枕髁相关节;下面有圆形关节面与枢椎上关节面相关节。后弓较长,上面有横行的椎动脉沟,有椎动脉通过。

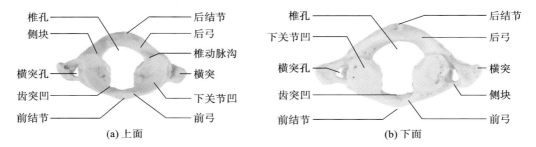

(a) 上面　　　　　　　　　　　　(b) 下面

图 4-23　寰椎

第 2 颈椎又名枢椎(图 4-24),椎体向上伸出齿突,与寰椎齿突凹相关节。齿突原为寰椎椎体,发育过程中脱离寰椎而与枢椎椎体融合。

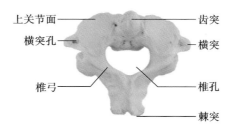

图 4-24　枢椎(上面观)

第 7 颈椎又名隆椎(图 4-25),棘突长,末端不分叉,活体易于触及,常作为计数椎骨序数的标志。

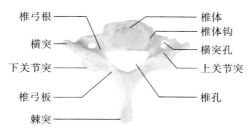

图 4-25　隆椎(上面观)

2. 胸椎　椎体自上向下逐渐增大,横断面呈心形。其矢径比横径略长,上部胸椎体近似颈椎,下部胸椎体近似腰椎。在椎体两侧面后份的上缘和下缘处,有半圆形浅凹,称上、下肋凹,与肋头相关节。在横突末端前面,有横突肋凹与肋结节相关节。关节突的关节面几乎呈冠状位,上关节突关节面朝向后,下关节突关节面则朝向前。棘突较长,向后下方倾斜,各相邻棘突呈叠瓦状排列(图 4-26)。第 1 胸椎棘突粗大并水平向后,椎体有一圆形的全肋凹和一半圆形的下肋凹。第 9 胸椎可能存在下半肋凹缺如,第 10 胸椎只有一个上肋凹,第 11、12 胸椎各有一个全肋凹,横突无肋凹。

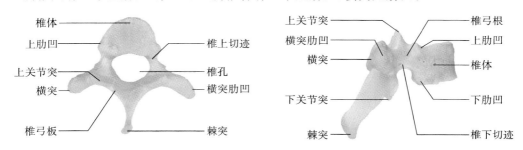

图 4-26　胸椎

3. 腰椎　椎体粗壮,横断面呈肾形。椎孔呈卵圆形或三角形。上、下关节突粗大,关节面几呈矢状位。棘突宽而短,呈板状,水平伸向后方(图 4-27)。各棘突的间隙较宽,临床上可于此做腰椎穿刺术。

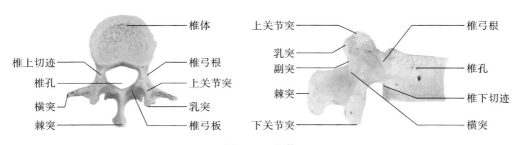

图 4-27　腰椎

4. 骶骨　由 5 块骶椎融合而成,呈三角形,底向上,尖向下,前面凹陷,上缘中份向前隆凸,称岬。盆面中部有 4 条横线,是椎体融合的痕迹。横线两端有 4 对骶前孔。背面粗糙隆凸,正中线上有骶正中嵴,嵴外侧有 4 对骶后孔。骶前、后孔均与骶管相通,有骶神经前、后支通过。骶管上通连椎管,下端的裂孔称骶管裂孔,裂孔两侧有向下突出的骶角,骶管麻醉常以骶角作为标志。骶骨外侧部上宽下窄,上份有耳状面与髂骨的耳状面构成骶髂关节,耳状面后方骨面凹凸不平,称骶粗隆。骶骨参与形成骨盆的后壁, 上连第 5 腰椎,下接尾骨(图 4-28)。

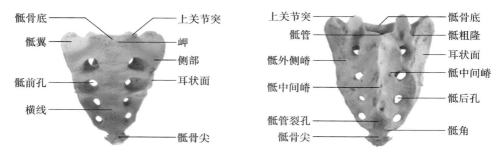

图 4-28 骶骨

5.尾骨 由 3~4 块退化的尾椎融合而成。上接骶骨,下端游离为尾骨尖(图 4-29)。跌倒或撞击可能导致尾骨骨折。

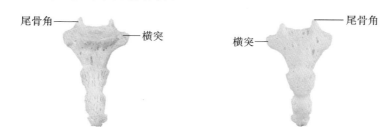

图 4-29 尾骨

二、胸骨

胸骨为一长方形扁骨,位于胸前壁正中,前凸后凹,自上而下可分为柄、体和剑突三部分(图 4-30)。胸骨柄上宽下窄,上缘中份为颈静脉切迹,两侧有锁切迹与锁骨相连接。柄外侧缘上份接第 1 肋软骨。胸骨柄与胸骨体连接处微向前突,称胸骨角(sternal angle),可在体表扪及,两侧平对第 2 肋,是计数肋的重要标志。胸骨角也相当于左、右主支气管分叉处,主动脉弓下缘水平,心房上缘,上、下纵隔交界部。胸骨角向后平对第 4 胸椎体下缘。胸骨体呈长方形,外侧缘接第 2~7 肋软骨。剑突扁而薄,形状变化较大,下端游离。

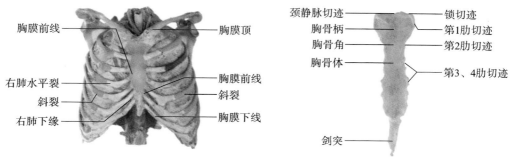

图 4-30 胸骨(前面观)

三、肋

肋由肋骨与肋软骨组成,共 12 对。第 1~7 对肋前端直接与胸骨连接,称真肋。其中第 1 对肋与胸骨柄间为软骨结合,第 2~7 对肋与胸骨构成微动的胸肋关节。第 8~10 对肋不直接与胸骨相连,称假肋;肋前端借肋软骨与上位肋软骨连接,形成肋弓(costal arch)。第 11、12 对肋前端游离于腹壁肌层中,称浮肋。

1. 肋骨 属扁骨,分为体和前、后两端。后端膨大,称肋头,有关节面与胸椎上、下肋凹相关节。肋头外侧稍细,称肋颈,颈外侧的粗糙突起称肋结节,与相应的胸椎横突肋凹相关节。肋体长而扁,分内、外两面和上、下两缘。内面近下缘处有肋沟,肋间神经和血管走行其中。体的后份急转处称肋角,前端稍宽,与肋软骨相接。第 1 肋骨扁宽而短,分上、下面和内、外缘,无肋角和肋沟。内缘前份有前斜角肌结节,为前斜角肌附着处。其前、后方分别有锁骨下静脉和锁骨下动脉经过的压迹。第 2 肋骨为过渡型。第 11、12 肋骨无肋结节、肋颈及肋角(图 4-31)。

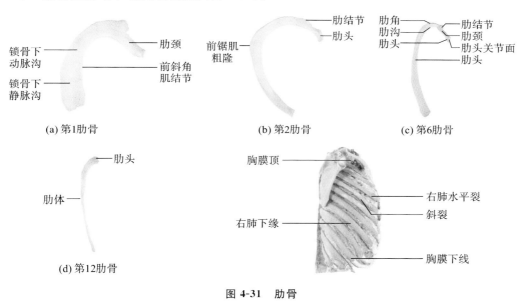

(a) 第1肋骨　　　　(b) 第2肋骨　　　　(c) 第6肋骨

(d) 第12肋骨

图 4-31　肋骨

2. 肋软骨 位于各肋骨的前端,由透明软骨构成,终生不骨化。

任务三　躯干关节解剖

一、椎骨间关节突关节

1. 寰枕关节 两侧枕髁与寰椎侧块的上关节凹构成的联合关节,属双轴性椭圆关节(图 4-32)。两侧关节同时活动,可使头做俯仰和侧屈运动。关节囊与寰枕前、后膜相连接。寰枕前膜是前纵韧带的最上部分,位于枕骨大孔前缘与寰椎前弓上缘之间;而寰枕后膜位于枕骨大孔后缘与寰椎后弓上缘之间。

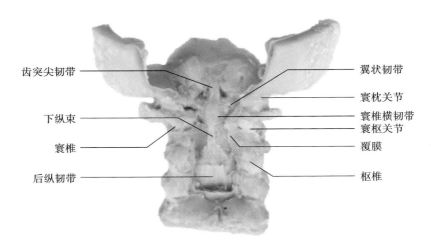

图 4-32　寰枕关节和寰枢关节

2. 寰枢关节　包括 3 个滑膜关节，2 个在寰椎侧块，1 个在正中复合体，分为寰枢外侧关节和寰枢正中关节(图 4-32)。

(1)寰枢外侧关节：由寰椎侧块的下关节面与枢椎上关节面构成，关节囊的后部及内侧均有韧带加强。

(2)寰枢正中关节：由齿突与寰椎前弓后方的关节面和寰椎横韧带构成。寰枢关节沿齿突垂直轴运动，使头连同寰椎进行旋转。

二、肋椎关节

肋椎关节包括肋头关节和肋横突关节，这两个关节在功能上是联合关节，运动时肋骨沿肋头至肋结节的轴线旋转，使肋上升或下降，以增加或缩小胸廓的前后径和横径，从而改变胸腔的容积，有助于呼吸(图 4-33)。

1. 肋头关节　由肋头的关节面与相邻胸椎椎体边缘的肋凹(常称半关节面)构成，属于微动关节且有肋头辐状韧带和关节内韧带加强。

2. 肋横突关节　由肋结节关节面与相应椎骨的横突肋凹构成，也属于微动关节。有肋横突韧带、囊韧带、肋横突上韧带和肋横突外侧韧带等加强。

三、胸肋关节

12 块胸椎、12 对肋、1 块胸骨和它们之间的连接构成了胸廓，上窄下宽，前后扁平。构成胸廓的主要关节有肋椎关节和胸肋关节(图 4-34)。胸肋关节由肋骨与胸骨相应的肋切迹构成，属微动关节。第 1 肋与胸骨柄之间连接的是一种特殊的不动关节，第 8~10 肋软骨的前端不直接与胸骨相连，而依次与第 2~7 肋软骨形成软骨连接。因此，在两侧各形成 1 个肋弓，第 11、12 肋的前端游离于腹壁肌肉之中。

四、骶髂关节

骶髂关节由骶骨和髂骨的耳状面构成，关节面凸凹不平，彼此结合十分紧密。关节囊紧张，有骶髂前、后韧带加强。关节后上方尚有骶髂骨间韧带充填和连接。骶髂关节

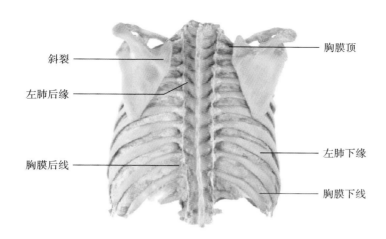

斜裂

左肺后缘

胸膜后线

胸膜顶

左肺下缘

胸膜下线

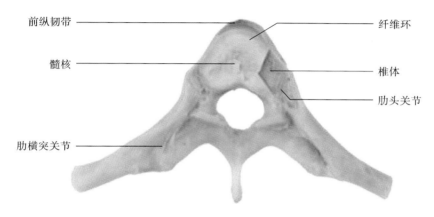

前纵韧带

髓核

肋横突关节

纤维环

椎体

肋头关节

图 4-33　肋椎关节

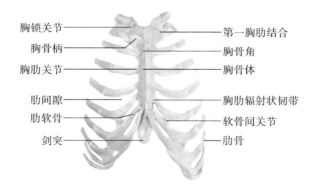

胸锁关节

胸骨柄

胸肋关节

肋间隙

肋软骨

剑突

第一胸肋结合

胸骨角

胸骨体

胸肋辐射状韧带

软骨间关节

肋骨

图 4-34　胸肋关节

具有相当大的稳固性,以支持体重。对妊娠期妇女,其活动度可稍增大。

五、脊柱椎间盘和周围韧带

　　脊柱各椎骨之间借韧带、软骨和滑膜关节相连,可分为椎体间连结和椎弓间连结。

微课:脊柱
椎间盘和
周围韧带

椎体间连结包括椎间盘及前、后纵韧带,椎弓间连结包括椎弓板、棘突、横突间的韧带连结和上、下关节突间的关节突关节。

(一)椎间盘

椎间盘是连接相邻两个椎体的纤维软骨盘,成人有 23 个椎间盘。椎间盘由两部分构成,中央部为髓核,是柔软而富有弹性的胶状物质,为胚胎时脊索的残留物。周围部为纤维环,由多层纤维软骨环按同心圆排列组成,富于坚韧性,牢固连接各椎体上、下面,保护髓核并限制髓核向周围膨出(图 4-35)。椎间盘既坚韧,又富弹性,承受压力时被压缩,除去压力后又复原,具有"弹性垫"样作用,可缓冲外力对脊柱的震动,也可增加脊柱的运动幅度。23 个椎间盘的厚薄各不相同,以中胸部较薄,颈部较厚,而腰部最厚,所以颈、腰椎的活动度较大。颈、腰部的椎间盘前厚、后薄,胸部的则与此相反。其厚薄和大小可随年龄而有差异。当纤维环破裂时,髓核容易向后外侧脱出,突入椎管或椎间孔,压迫相邻的脊髓或神经根引起牵涉性痛,临床称为椎间盘脱出症。

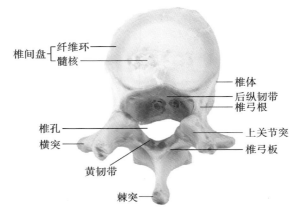

图 4-35　椎间盘

(二)颈椎间韧带

寰枕关节与寰枢关节的联合活动能使头做俯仰、侧屈和旋转运动。寰枢关节还由下列韧带增强。

1. 齿突尖韧带　由枢椎齿突尖延到枕骨大孔前缘的韧带。

2. 翼状韧带　由枢椎齿突尖向外上方延至枕髁内侧的韧带。

3. 寰椎横韧带　连接寰椎左、右侧块的韧带,其作用是防止齿突后退。从韧带中部向上有纤维束附于枕骨大孔前缘,向下有纤维束连接枢椎体后面,因此,寰椎横韧带与其上、下两纵行纤维索共同构成寰椎十字韧带。

4. 覆膜　坚韧的薄膜,从枕骨斜坡下降,覆盖于上述韧带的后面,向下移行于后纵韧带。

(三)椎骨间韧带

1. 前纵韧带　椎体前面延伸的一束坚固的纤维束,宽而坚韧,上自枕骨大孔前缘,下达第 1 或第 2 骶椎椎体,其纵行的纤维牢固地附着于椎体和椎间盘,有防止脊柱过度后伸和椎间盘向前脱出的作用(图 4-36)。

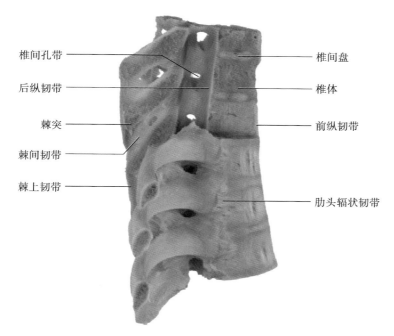

椎间孔带 —— 椎间盘

后纵韧带 —— 椎体

棘突 —— 前纵韧带

棘间韧带

棘上韧带 —— 肋头辐状韧带

图 4-36　椎骨间韧带

2. 后纵韧带　位于椎管内椎体的后面，窄而坚韧。起自枢椎并与覆盖枢椎椎体的覆膜相续，下达骶骨。与椎间盘纤维环及椎体上、下缘紧密结合，而与椎体结合较为疏松，有限制脊柱过度前屈的作用。

3. 棘上韧带　连接胸、腰、骶椎各棘突尖之间的纵行韧带，前方与棘间韧带相融合，都有限制脊柱前屈的作用。而在颈部，从颈椎棘突尖向后扩展成三角形板状的弹性膜层，称为项韧带。项韧带常被认为与棘上韧带和颈椎棘突尖韧带同源。

4. 黄韧带　位于椎管内，连接相邻两椎弓板间的韧带，由黄色的弹性纤维构成。黄韧带协助围成椎管，并有限制脊柱过度前屈的作用。

5. 棘间韧带　连接相邻棘突间的薄层纤维，附着于棘突根部到棘突尖。棘突间韧带同源，向上附着于枕外隆凸及枕外嵴，向下达第 7 颈椎棘突并续于棘上韧带，是颈部肌肉附着的双层致密弹性纤维隔。

6. 横突间韧带　位于相邻椎骨横突间的纤维索，部分与横突间肌混合。

六、骨盆周围韧带

髋骨与脊柱之间常借下列韧带加固（图 4-37）。

1. 髂腰韧带　强韧肥厚，由第 5 腰椎横突横行放散至髂嵴的后上部。

2. 骶结节韧带　位于骨盆后方，起自骶、尾骨的侧缘，呈扇形，集中附着于坐骨结节内侧缘。

3. 骶棘韧带　位于骶结节韧带的前方，起自骶、尾骨侧缘，呈三角形，止于坐骨棘，其起始部被骶结节韧带所遮掩。

骶棘韧带与坐骨大切迹围成坐骨大孔，骶棘韧带、骶结节韧带与坐骨小切迹围成坐骨小孔，肌肉、血管和神经等从盆腔经坐骨大、小孔达臀部和会阴。

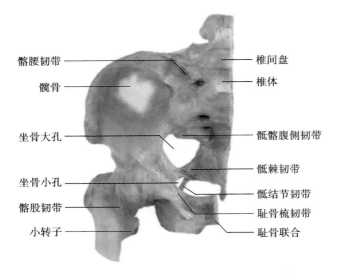

髂腰韧带 —— —— 椎间盘
髋骨 —— —— 椎体
坐骨大孔 —— —— 骶髂腹侧韧带
—— 骶棘韧带
坐骨小孔 —— —— 骶结节韧带
髂股韧带 —— —— 耻骨梳韧带
小转子 —— —— 耻骨联合

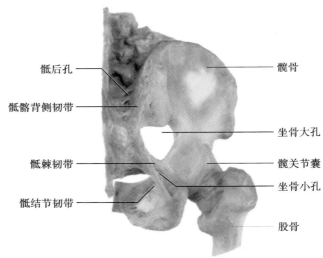

骶后孔 —— —— 髋骨
骶髂背侧韧带 ——
—— 坐骨大孔
骶棘韧带 —— —— 髋关节囊
—— 坐骨小孔
骶结节韧带 ——
—— 股骨

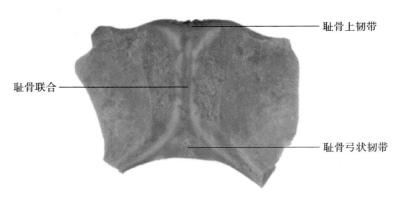

—— 耻骨上韧带
耻骨联合 ——
—— 耻骨弓状韧带

图 4-37　骨盆周围韧带

任务四 躯干骨骼肌解剖

躯干骨骼肌可分为背肌、胸肌、膈肌、腹肌和会阴肌。

一、背肌

背肌位于背部,可分为背浅层肌和背深层肌两群。

(一)背浅层肌

1. 斜方肌 位于项部和背上部的浅层,为三角形的扁肌,左、右两侧合在一起呈斜方形。以腱膜起自上项线、枕外隆凸、项韧带、第 7 颈椎棘突、全部胸椎的棘突及其棘上韧带,上部肌束斜向外下方,中部肌束平行向外,下部肌束斜向外上方,止于锁骨外侧 1/3 部分、肩峰和肩胛冈。此肌收缩时,拉肩胛骨向脊柱靠拢,上部肌束可上提肩胛骨,下部肌束使肩胛骨下降;如果肩胛骨固定,一侧收缩使颈部向同侧屈、脸转向对侧,两侧同时收缩可使头后仰。该肌瘫痪时,产生"塌肩"(图 4-38)。

微课:背肌

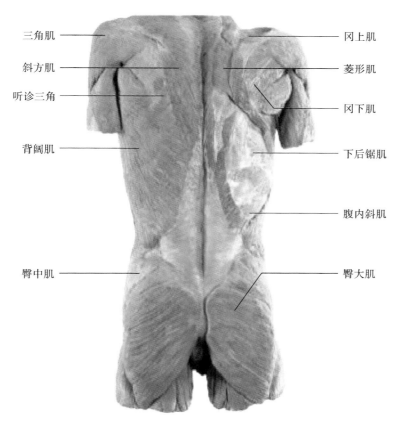

三角肌 —— 冈上肌
斜方肌 —— 菱形肌
听诊三角 —— 冈下肌
背阔肌 —— 下后锯肌
—— 腹内斜肌
臀中肌 —— 臀大肌

图 4-38 背浅层肌

2. 背阔肌 位于背的下半部及胸的后外侧,为全身最大的扁肌。以腱膜起自下 6

个胸椎的棘突、全部腰椎的棘突、骶正中嵴及髂嵴后部,另外,有些肌纤维以肌齿起自下3～4个肋骨外面,肌束向外上方集中,止于肱骨小结节嵴。该肌收缩时,使肩关节后伸、内收及旋内;当上肢上举固定时,可引体向上。

3. 肩胛提肌　位于项部两侧、斜方肌的深面。起自上位颈椎横突,止于肩胛骨上角和内侧缘的上部。收缩时上提肩胛骨,并使肩胛骨下角向内回旋;如肩胛骨固定,可使颈部向同侧屈及后仰。

4. 菱形肌　位于斜方肌的深面,为菱形的扁肌。起自下位2个颈椎和上位4个胸椎的棘突,肌束行向外下,止于肩胛骨内侧缘。收缩时牵引肩胛骨向内上并向脊柱靠拢。

(二)背深层肌

背深层肌在脊柱两侧排列,分为长肌和短肌。长肌位置较浅,主要有竖脊肌和夹肌等;短肌位于深部,包括横突间肌、横突棘肌和棘间肌等(图4-39)。

1. 竖脊肌　位于脊柱棘突两侧、斜方肌和背阔肌深面。起自骶骨背面、髂嵴后部和腰椎棘突,肌束向外上分为3组,沿途分别止于肋骨、椎骨及颞骨乳突等。该肌一侧收缩使脊柱向同侧屈;两侧同时收缩使脊柱后伸和仰头。

2. 夹肌　位于上后锯肌深面。起自项韧带下半、下位颈椎棘突,上位胸椎棘突和棘上韧带,向外上止于上位2～3个颈椎横突、颞骨乳突和上项线。该肌一侧收缩使头向同侧旋转;两侧同时收缩使头后仰。

3. 上、下后锯肌　上后锯肌和下后锯肌均为薄片状,连于脊柱与肋骨之间。前者位于菱形肌深面,肌纤维由内上斜向外下;后者位于背阔肌中部的深面,肌纤维从内下斜向外上。从肌纤维方向及其与肋骨的关系推测,前者可能与提肋有关,后者与降肋有关。两肌均可参与呼吸。

4. 横突间肌　横突间肌是连接相邻椎骨横突之间的肌束,在颈、腰部较为发达,胸部者薄弱。横突间肌和横突棘肌均属背部最深层肌。

5. 棘间肌　棘间肌是成对的短肌束,它的上、下与相邻脊椎棘突顶端和任意一侧的棘间韧带相连。它们在颈部最为明显,包括6对肌肉,第1对位于枢椎和第3颈椎之间,最后1对位于第7颈椎和第1胸椎之间。在胸部,它们存在于第1、2胸椎(有时是第2、3胸椎)和第11、12胸椎之间。在腰部,5个腰椎间有4对棘间肌。有时,在最后1块胸椎与第1腰椎之间,以及第5腰椎和骶骨之间还各存在1对。有时颈棘间肌会跨过2个以上的脊椎。

6. 多裂肌　多裂肌位于横突棘肌的中层,由许多肉束和腱束所组成,它们填充于骶骨至枢椎棘突的侧沟。横突棘肌是连于横突与棘突之间的肌束,纤维从外下斜向内上,由浅入深分为三层。浅层称半棘肌(分头、颈、胸半棘肌),从横突的起点到棘突的止点跨越约5个椎骨;中层称多裂肌,跨越约3个椎骨;深层称回旋肌,仅连接相邻的2个椎骨。其中起自上位胸椎横突的半棘肌特别发达,止于枕骨上、下项线之间,此即前述的头半棘肌。

多裂肌是人体正常的肌肉组织,存在于腰背部,位于竖脊肌的深部,比较厚实,它的纤维主要是纵向走行,并且有很大的力量。肌肉承担身体对侧的转体运动,对维持脊柱的稳定性具有非常重要的作用。长时间的一个姿势,或长时间重复某种动作,如长时间低头弯腰、长时间的坐立等,会导致多裂肌的肌肉痉挛,充血水肿,形成无菌性的炎症,

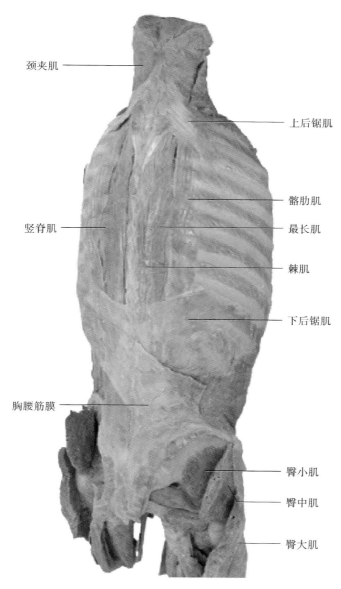

颈夹肌

上后锯肌

髂肋肌

竖脊肌

最长肌

棘肌

下后锯肌

胸腰筋膜

臀小肌

臀中肌

臀大肌

图 4-39　背深层肌

导致局部疼痛。

（三）胸腰筋膜

胸腰筋膜为背部深筋膜。在腰部，筋膜明显增厚，包裹竖脊肌和腰方肌，可分为浅、中、深三层（图 4-40）。浅层筋膜位于竖脊肌的后面，向上与项部的颈深筋膜浅层相续，向下附着于髂嵴和骶骨后面，内侧附着于胸、腰椎的棘突和棘上韧带，外侧附着于肋角；中层筋膜分隔竖脊肌和腰方肌；深层筋膜覆盖在腰方肌的前面。浅、中两层筋膜在竖脊肌外侧缘愈合，构成竖脊肌鞘，并于腰方肌外侧缘与深层筋膜会合，成为腹内斜肌和腹横肌的起点。胸腰筋膜在腰部剧烈运动中常可扭伤，为腰背劳损病因之一。

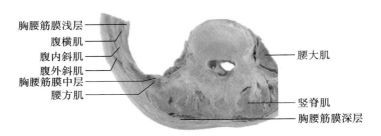

图 4-40 胸腰筋膜

（标注）胸腰筋膜浅层、腹横肌、腹内斜肌、腹外斜肌、胸腰筋膜中层、腰方肌、腰大肌、竖脊肌、胸腰筋膜深层

微课：胸肌

二、胸肌

胸肌可分为胸上肢肌和胸固有肌两群。胸上肢肌为扁肌，位于胸壁的前面及侧面浅层，起自胸廓，止于上肢带骨或肱骨；胸固有肌参与构成胸壁。

（一）胸上肢肌

1.胸大肌 位于胸廓的前上部，为扇形扁肌，可分为锁骨部、胸肋部和腹部三个部分，起自锁骨内侧 2/3 段、胸骨前面、第 1～6 肋软骨前面和腹外斜肌腱膜，各部肌束聚合向外侧，止于肱骨大结节嵴（图 4-41）。此肌收缩时，使肩关节内收和旋内，锁骨部肌束还可使肩关节前屈；当上肢固定时，可牵引躯体向上，与背阔肌一起完成引体向上的动作，也可提肋，助吸气。

2.胸小肌 位于胸大肌深面，呈三角形。起自第 3～5 肋骨，肌束向上外方，止于肩胛骨的喙突（图 4-41）。此肌收缩时，拉肩胛骨向前下方；当肩胛骨固定时，可提肋助吸气。

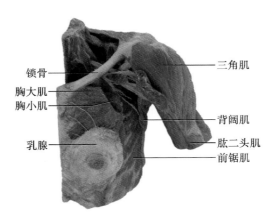

图 4-41 胸上肢肌（前面）

（标注）锁骨、胸大肌、胸小肌、乳腺、三角肌、背阔肌、肱二头肌、前锯肌

3.前锯肌 位于胸廓侧壁，为宽大的扁肌。以肌齿起自上 8～9 对肋骨外面，肌束向后绕胸廓侧面，经肩胛下肌前方，止于肩胛骨内侧缘和下角。该肌收缩时，拉肩胛骨向前并紧贴胸廓，下部肌束使肩胛骨下角旋外，助外展的臂举高；当肩胛骨固定时，可上提肋骨助深吸气。若此肌瘫痪，则肩胛骨内侧缘与下角离开胸廓而突出于皮下，称为"翼状肩"。

（二）胸固有肌

1.肋间外肌　共 11 对，位于各肋间隙的浅层。起自上位肋骨下缘，肌束斜向前下，止于下位肋骨的上缘（图 4-42）。该肌前部肌束仅达肋骨与肋软骨的结合处，在肋软骨间隙处，移行为一片结缔组织膜，称肋间外膜。作用是提肋，使胸廓前后径及横径增大，助吸气。

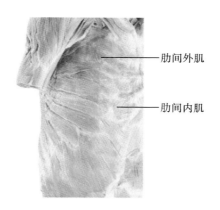

肋间外肌

肋间内肌

图 4-42　前锯肌和肋间肌

2.肋间内肌　位于肋间外肌的深面。起自下位肋骨的上缘，肌束自后下斜向前上，止于上位肋骨下缘（图 4-42）。该肌后部肌束仅达肋角，自此向后移行为一片结缔组织膜，称肋间内膜。作用是降肋，助呼气。

3.肋间最内肌　位于肋间隙中份、肋间内肌深面。肌束方向和作用与肋间内肌相同。

三、膈肌

膈肌为向上膨隆呈穹隆形的扁薄阔肌，位于胸、腹腔之间，构成胸腔的底和腹腔的顶。膈的周边是肌性部；中央为腱膜，称中心腱。肌束起自胸廓下口的周缘和腰椎前面，可分为三部：胸骨部起自剑突后面；肋部起自下 6 对肋骨和肋软骨；腰部以左、右两个膈脚起自上 2～3 个腰椎以及内、外侧弓状韧带；各部肌束均止于中心腱（图 4-43）。

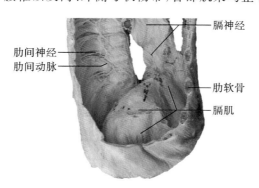

膈神经

肋间神经

肋间动脉

肋软骨

膈肌

图 4-43　膈肌

膈肌上有三个裂孔：主动脉裂孔平第 12 胸椎水平，位于左、右两个膈脚与脊柱之间,有主动脉和胸导管经过;食管裂孔约平第 10 胸椎水平,位于主动脉裂孔左前上方,有食管和迷走神经经过;腔静脉孔约平第 8 胸椎水平,位于食管裂孔右前上方的中心腱内,有下腔静脉经过。

膈肌的三个起始部之间常留有三角形的小间隙,无肌纤维,仅覆盖结缔组织,为薄弱区,其中,位于胸骨部与肋部起点之间的间隙称胸肋三角,有腹壁上血管和来自腹壁及肝上面的淋巴管经过;位于腰部与肋部起点之间,为尖向上的三角形区域称腰肋三角,腹部脏器若经上述的三角区突入胸腔则形成膈疝。膈为主要的呼吸肌,收缩时,膈穹隆下降,胸腔容积扩大,以助吸气;松弛时,膈穹隆上升恢复原位,胸腔容积减小,以助呼气。膈与腹肌同时收缩,则能增加腹压,协助排便、呕吐、咳嗽、打喷嚏及分娩等活动。

微课:腹肌

四、腹肌

腹肌位于胸廓与骨盆之间,参与腹壁的组成,可分为前外侧群和后群。

(一)前外侧群

1.腹外斜肌 位于腹前外侧部浅层,为宽阔扁肌,以 8 个肌齿起自下 8 位肋骨的外面,与背阔肌及下部前锯肌的肌齿交错,肌束斜向前下,后部肌束向下止于髂嵴前部,其余肌束向前下移行为腱膜,经腹直肌前面,参与构成腹直肌鞘前层,至腹正中线止于白线(图 4-44)。腹外斜肌腱膜下缘卷曲增厚,连于髂前上棘与耻骨结节之间,形成腹股沟韧带,位于腹股沟韧带内侧端的一小束腱纤维向下后方反折至耻骨梳,称腔隙韧带,又称陷窝韧带。腔隙韧带延伸并附于耻骨梳的部分称耻骨梳韧带。腹外斜肌腱膜在耻骨结节外上方形成三角形的裂孔,称腹股沟管浅环,又称腹股沟管皮下环。

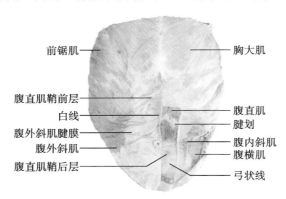

图 4-44 腹前外侧壁肌

2.腹内斜肌 位于腹外斜肌深面,起自胸腰筋膜、髂嵴和腹股沟韧带外侧 1/2,肌束呈扇形。后部肌束几乎垂直向上止于下 3 位肋骨下缘及肋软骨;大部分肌束向前上方移行为腱膜,腱膜上 2/3 在腹直肌外侧缘分为前、后两层包裹腹直肌,参与构成腹直肌鞘的前层及后层,腱膜下 1/3 全部行于腹直肌前面,参与构成腹直肌鞘前层,腱膜至腹正中线止于白线;下部起自腹股沟韧带的肌束呈弓形行向前下,越过男性精索或女性子宫圆韧带后移行为腱膜,与腹横肌腱膜相应部结合,形成腹股沟镰,又称联合腱,止于耻骨梳内侧端及耻骨结节附近。腹内斜肌最下部发出一些细散肌束,与腹横肌最下部的肌束一起包绕精索和睾丸,称为提睾肌,可反射性地上提睾丸(图 4-44)。

3. 腹横肌 位于腹内斜肌深面,为腹壁最深层的扁肌。起自下 6 对肋软骨的内面、胸腰筋膜、髂嵴和腹股沟韧带外侧 1/3,肌束横行向前内侧移行为腱膜,行于腹直肌后面,主要参与构成腹直肌鞘后层,止于白线。腹横肌最下部的肌束和腱膜下缘的内侧部分别参与构成提睾肌和腹股沟镰(图 4-45)。

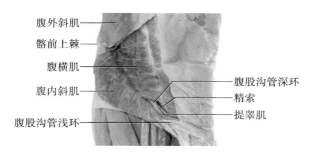

图 4-45　腹前外侧壁肌(下部)

4. 腹直肌 位于腹前壁正中线两旁,居腹直肌鞘中,上宽下窄,起自耻骨联合和耻骨嵴,肌束向上止于胸骨剑突和第 5~7 肋软骨的前面(图 4-46)。肌的全长被 3~4 条横行的腱划分成多个肌腹。腱划为肌节愈合的痕迹,由结缔组织构成,与腹直肌鞘的前层紧密结合,在腹直肌的后面,腱划不明显,不与腹直肌鞘的后层愈合,因而腹直肌的后面是游离的。腹前外侧群肌收缩时,可维持和增加腹压,参与排便、呕吐、咳嗽及分娩等活动;降肋助呼气;使脊柱前屈、侧屈和旋转。

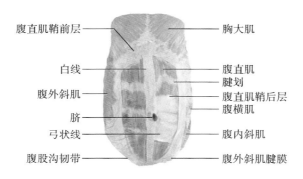

图 4-46　腹直肌

（二）后群

1. 腰方肌 呈长方形,位于腰大肌外侧(图 4-47),起自髂嵴后份,向上止于第 12 肋内侧半和第 1~4 腰椎横突,作用是下降第 12 肋并使脊柱侧屈。

2. 腰大肌 位于脊柱腰部两侧,起自腰椎体侧面和横突;与位于腰大肌外下方的髂肌会合,称为髂腰肌,经腹股沟韧带深面,止于股骨小转子。此肌收缩时,使髋关节前屈和旋外;下肢固定(如仰卧起坐)时,可使躯干前屈(图 4-47)。

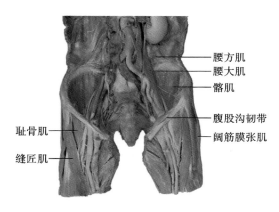

腰方肌
腰大肌
髂肌
腹股沟韧带
阔筋膜张肌
耻骨肌
缝匠肌

图 4-47　腰大肌、腰方肌

任务五　躯干的运动

微课:脊柱的
运动

一、脊柱的运动

脊柱的功能是支持躯干和保护脊髓。成年男性脊柱长约 70 cm,女性的略短,约 60 cm,其长度可因姿势不同而略有差异,静卧比站立时可长出 2~3 cm,这是由站立时椎间盘被压缩所致。椎间盘的总厚度约为脊柱全长的 1/4,老年人的椎间盘可因椎间盘胶原成分改变而变薄,骨质疏松致椎体加宽而高度减小,以及脊柱肌肉动力学下降致胸曲和颈曲的凸度增加,这些变化都直接导致老年脊柱的长度缩短。从前面观察脊柱,自第 2 颈椎到第 3 腰椎的椎体宽度,自上而下随负载增加而逐渐加宽,到第 2 骶椎为最宽。由骶骨耳状面以下,由于重力经髂骨传到下肢骨,椎体已无承重意义,体积也逐渐缩小。从前面观察脊柱,正常人的脊柱有轻度侧屈,惯用右手的人,脊柱上部略凸向右侧,下部则代偿性地略凸向左侧。从后面观察脊柱,可见所有椎骨棘突连贯形成纵嵴,位于背部正中线上。颈椎棘突短而分叉,近水平位。胸椎棘突细长,斜向后下方,呈叠瓦状。腰椎棘突呈板状,水平伸向后方。从侧面观察脊柱,可见成人脊柱有颈、胸、腰、骶 4 个生理性弯曲(图 4-48)。其中,颈曲和腰曲凸向前,胸曲和骶曲凸向后。脊柱的这些弯曲增大了脊柱的弹性,对维持人体的重心稳定和减轻震荡有重要意义。

脊柱的运动在相邻两椎骨之间是有限的,但整个脊柱的活动范围较大,可做屈、伸、侧屈、旋转和环转运动。脊柱各部的运动性质和范围不同,这主要取决于关节突关节的方向和形状、椎间盘的厚度、韧带的位置及厚薄等。同时也与年龄、性别和锻炼程度有关。在颈部,颈椎关节突的关节面略呈水平位,关节囊松弛,椎间盘较厚,故屈伸及旋转运动的幅度较大。在胸部,胸椎与肋骨相连,椎间盘较薄,关节突的关节面呈冠状位,棘突呈叠瓦状,这些因素限制了胸椎的运动,故活动范围较小。在腰部,椎间盘最厚,屈伸运动灵活,关节突的关节面几乎呈矢状位,限制了旋转运动。由于颈、腰部运动灵活,故损伤也较多见。

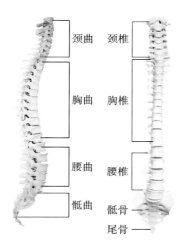

图 4-48　脊柱

二、颈椎关节运动

颈部是脊柱中运动最灵活的区域,50％以上的颈部运动由寰枕关节和寰枢关节完成,剩余50％的颈部运动均匀地分布于第 2～7 颈椎关节突关节。因此,寰枕关节和寰枢关节是头部运动的基础,也是颈部最重要的关节。寰枕关节、寰枢关节与第 2～7 颈椎各椎体间的联合活动能使头做俯仰、侧屈和旋转运动。

1. 屈伸运动

(1)寰枕关节:寰枕关节由枕骨髁与寰椎上关节凹共同构成,可使头部做前俯、后仰和侧屈运动(有平衡杠杆的作用)。屈伸运动绝大部分由寰枕关节完成,通常被称为"yes"关节(俗称"点头"关节)。

(2)寰枢关节:寰枢关节由第 1、2 颈椎间三个独立关节构成,其中两个由寰椎下关节面与枢椎的上关节面构成,另一个由寰椎的齿突凹和枢椎的齿突构成。

(3)下颈椎关节:第 2、3 颈椎节段从某种意义上是寰枕、寰枢关节与其他颈椎节段的转换节段,它有多个组成部分:椎间盘、椎体关节和关节突关节。这些结构限制其自由运动的同时也提供了高位水平不具备的稳定性。屈伸活动大部分发生在第 4、5 颈椎和第 5、6 颈椎节段,其范围为 15°左右,此处颈椎静态曲度最大,同时是应力集中的部位,颈椎屈曲性损伤与骨质增生常发生于这两个节段。

2. 侧屈运动　第 2～7 颈椎各椎体间均可发生侧屈运动,下位颈椎的侧屈运动范围较小,各个节段一般不超过 7°,从第 3～4 颈椎节段,向下一直到第 1 胸椎椎体都有椎间盘、钩椎关节和关节突关节,相邻椎体间的运动基本相同,均可以进行大约 10°的侧屈。侧屈时,曲侧压力增大,对侧剪力增大。

3. 旋转运动　寰枢关节的轴向旋转范围很大,颈部 50％的旋转发生在寰枢关节,其余的旋转发生在下位颈椎的关节间。下位颈椎的侧屈和旋转不能单独发生,侧屈总要引起旋转,而旋转必导致侧屈。下位颈椎旋转功能主要位于第 3、4 颈椎节段,其旋转幅度也较接近,约为 7°。由于第 3 颈椎椎体上关节突的前端能与枢椎侧突相碰而发生骨性绞锁,第 2、3 颈椎节段旋转受到机械性限制。

三、胸廓及其运动

胸廓由 12 块胸椎、12 对肋、1 块胸骨和它们之间的连结共同构成,呈锥形,容纳胸腔脏器。胸廓有上、下两口和前、后、外侧壁。上口较小,由胸骨柄上缘、第 1 肋和第 1 胸椎椎体围成,是胸腔与颈部的通道。由于胸廓上口的平面与第 1 肋的方向一致,向前下倾斜,故胸骨柄上缘约平对第 2 胸椎椎体下缘。胸廓下口宽而不整,由第 12 胸椎、第 11 及 12 对肋前端、肋弓和剑突围成,膈肌封闭胸腔底。两侧肋弓在中线构成向下开放的胸骨下角。角的尖部有剑突,剑突又将胸骨下角分成了左、右剑肋角。相邻两肋之间称为肋间隙(图 4-49)。

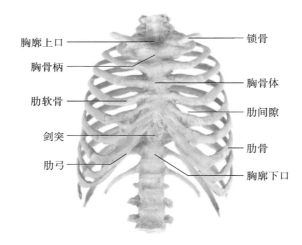

胸廓上口 —— —— 锁骨

胸骨柄

—— 胸骨体

肋软骨 —— —— 肋间隙

剑突 —— —— 肋骨

肋弓 —— —— 胸廓下口

图 4-49　胸廓

胸廓除保护、支持功能外,主要参与呼吸运动。吸气时,在肌肉作用下,肋的前部抬高,伴以胸骨上升,从而加大了胸廓的前后径。肋上提时,肋体向外扩展,加大胸廓横径,使胸腔容积增大。呼气时,在重力和肌肉作用下,胸廓做相反的运动,使胸腔容积减小。胸腔容积的改变,促成了肺呼吸。

四、骨盆及其运动

骨盆由左、右髋骨和骶骨、尾骨以及其间的骨连结构成(图 4-50)。人体直立时,骨盆向前倾斜,两侧髂前上棘与两耻骨结节位于同一冠状面内,此时,尾骨尖与耻骨联合上缘位于同一水平面。

骨盆可由骶骨岬向两侧经弓状线、耻骨梳、耻骨结节至耻骨联合上缘构成的环形界线,分为上方的大骨盆(或又称假骨盆),和下方的小骨盆(或又称真骨盆)。大骨盆由界线上方的髂骨翼和骶骨构成。由于骨盆向前呈倾斜状,故大骨盆几乎没有前壁。小骨盆是大骨盆向下延伸的骨性狭窄部,可分为骨盆上口、骨盆下口和骨盆腔。骨盆上口由上述界线围成,呈圆形或卵圆形。骨盆下口由尾骨尖、骶结节韧带、坐骨结节、坐骨支、耻骨支和耻骨联合下缘围成,呈菱形。两侧坐骨支与耻骨下支连成耻骨弓,它们之间的夹角称为耻骨下角。男、女性耻骨下角角度大小不同(图 4-51)。骨盆上、下口之间的腔称为骨盆腔。小骨盆腔也称为固有盆腔,该腔内有直肠、膀胱和部分生殖器官。小骨盆腔是一前壁短、侧壁和后壁较长的弯曲通道,其中轴为骨盆轴,分娩时,胎儿循此轴娩出。

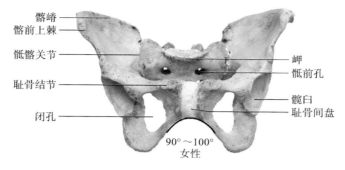

髂嵴
髂前上棘
骶髂关节
耻骨结节
闭孔
岬
骶前孔
髋臼
耻骨间盘

90°～100°
女性

图 4-50 骨盆

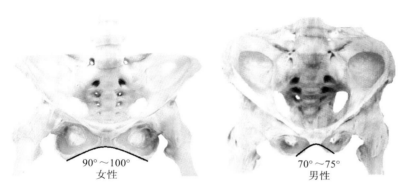

90°～100°
女性

70°～75°
男性

图 4-51 骨盆的性别差异

骨盆是躯干与自由下肢骨之间的骨性成分,起着传导重力和支持、保护盆腔脏器的作用。人体直立时,重力自第 5 腰椎、骶骨经两侧的骶髂关节、髋臼传导至两侧的股骨头,再由股骨头向下到达下肢,这种弓形力传递线称为股骶弓。当人在坐位时,重力由骶髂关节传导至两侧坐骨结节,此种弓形的力传递称为坐骶弓。骨盆前部还有两条约束弓,以防止上述两弓向两侧分开。一条在耻骨联合处连接两侧耻骨上支,可防止股骶弓被压挤。另一条为两侧坐骨支和耻骨下支连成的耻骨弓,能约束坐骶弓不致散开。约束弓不如重力弓坚强有力,外伤时,约束弓的耻骨上支较下支更易骨折(图 4-52)。

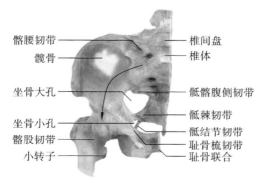

髂腰韧带
髋骨
坐骨大孔
坐骨小孔
髂股韧带
小转子
椎间盘
椎体
骶髂腹侧韧带
骶棘韧带
骶结节韧带
耻骨梳韧带
耻骨联合

图 4-52 骨盆的力传导方向

骨盆的位置可因人体姿势不同而变动。人体直立时,骨盆向前倾斜,骨盆上口的平面与水平面构成 $50°\sim55°$ 的角(女性可为 $60°$ 角),称为骨盆倾斜度。骨盆倾斜度的增减将影响脊柱的弯曲,如倾斜度增大,则重心前移,必然导致腰曲前凸增大;反之则腰曲减小。

 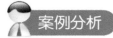

案例分析

一位搬家公司的工作人员帮租客搬家,和同伴一起搬运一件长沙发,在弯腰搬起沙发时,瞬间感到腰背剧痛,并向右腿后外侧放射。急诊检查发现有轻度脊柱侧弯,凸面朝向左侧。右侧腰背深层肌比较紧张,肌力下降不明显,伴右侧踝关节反射消失。

诊断:右侧 L5/S1 腰椎间盘突出。

问题:1.简述椎间盘的构成和功能特点。

2.简述脊柱连接的韧带及其功能。

3.腰椎间盘突出有哪些典型症状?

4.针对该患者腰椎间盘突出症状,如何进行康复治疗?

知识拓展训练

案例分析答案

课程思政案例

在线答题

巩固与练习
答案

巩固与练习

(一)填空题

1.椎孔由 _____ 和 _____ 共同围成,而椎间孔由上、下相邻的 _____ 围成。

2.在脊柱侧面观上,凸向前的为 _____ 曲和 _____ 曲,凸向后的为 _____ 曲和 _____ 曲。

3.前纵韧带、后纵韧带分别位于 _____ 和 _____ 的前面和后面;棘上韧带连于各个 _____ 的尖端;黄韧带连于相邻两 _____ 之间;棘间韧带连于相邻 _____ 之间。

4.椎间盘的纤维环破裂,髓核可突入 _____ 或 _____ ,而压迫脊神经或脊髓,称椎间盘脱出症。

5.膈有三个裂孔,称为 _____ 、_____ 和 _____ ,分别有 _____ 、_____ 和 _____ 通过。

6.腹股沟管男性主要有 _____ 通过,女性主要有 _____ 通过。

(二)名词解释

1.椎间盘

2.椎孔

3.椎间孔

4.翼点

5.斜角肌间隙

(三)问答题

1.试述脊柱的椎体和椎弓各有哪些连接结构。

2.试述脊柱的生理弯曲和运动形式。

3.试述胸廓的组成及其运动。

4.试述骨盆界线和人体直立时重力传导路径。

5.试述颈椎关节的组成和运动形式。

（杨吉平）

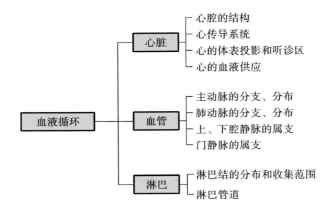

心脏 ── 心腔的结构
      ── 心传导系统
      ── 心的体表投影和听诊区
      ── 心的血液供应

血液循环 ── 血管 ── 主动脉的分支、分布
              ── 肺动脉的分支、分布
              ── 上、下腔静脉的属支
              ── 门静脉的属支

淋巴 ── 淋巴结的分布和收集范围
      ── 淋巴管道

模块九　心　　脏

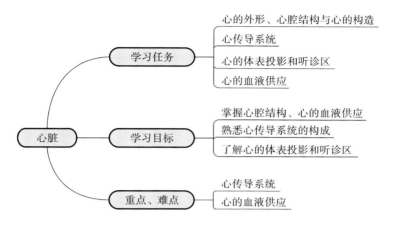

PPT

一、心腔的结构

微课：心的
位置、外形和
心腔结构

（一）心的位置、毗邻

心位于胸腔中纵隔内，为中空肌性器官，外裹心包。翻开心包的前份，即可见心脏，约 2/3 在身体正中线的左侧，1/3 在正中线的右侧。上方有出入心的大血管；下方为膈肌；前方对向胸骨体和第 2～6 肋软骨；后方平对第 5～8 胸椎；与食管和胸主动脉等器官相邻；两侧借纵隔胸膜与肺相邻（图 5-1）。

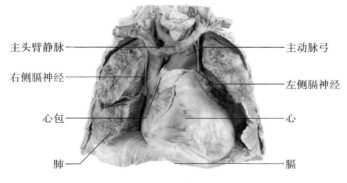

图 5-1　心的位置

（二）心的外形

心近似前后稍扁倒置的圆锥体，体积相当于本人一个拳头大小，重量约 250 g。心可分为心尖、心底、两面、三缘和四条沟（图 5-2）。

1. 心尖　圆钝，由左心室构成，朝向左前下方，在左侧第 5 肋间隙，锁骨中线内侧 1～2 cm 处可扪及或看到心尖搏动。

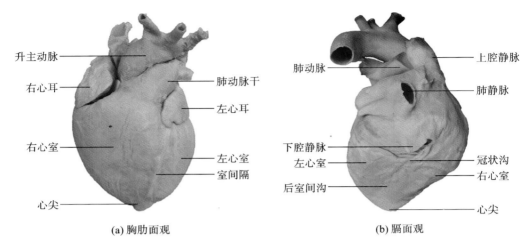

(a) 胸肋面观　　　　　　　(b) 膈面观

图 5-2　心的外形

2. 心底　由小部分的右心房和左心房构成,朝向右后上方。与出入心的大血管相连,是心比较固定的部分。

3. 两面

(1)胸肋面:朝向前方,因此也称前面,大部分由右心室和右心房构成,小部分由左心室和左心耳构成。

(2)膈面:朝向后下方,因此也称下面,几乎呈水平位,隔心包与膈相邻。大部分由左心室、小部分由右心室构成。

4. 三缘

(1)右缘:垂直向下,主要由右心房构成。

(2)左缘:钝圆,主要由左心室和小部分左心耳构成。

(3)下缘:介于胸肋面与膈面之间,近水平位,由右心室和心尖构成。

5. 四条沟　心的表面有四条浅沟,可作为四个心腔的表面分界。

(1)冠状沟:心脏表面靠近心底处,几乎呈冠状位,近似环形。该沟以上为左心房和右心房,以下为左心室和右心室,因此冠状沟可作为心房、心室在心脏表面的分界标志。

(2)前、后室间沟:在心室的胸肋面及膈面各有一纵行的浅沟,由冠状沟伸向心尖稍右侧,分别称前室间沟和后室间沟,两沟为左、右心室在心表面的分界标志。前、后室间沟在心尖右侧的会合处略微凹陷,称心尖切迹。

(3)后房间沟:位于右上、下肺静脉与右心房交界处的浅沟,与房间隔后缘一致,是左、右心房在心表面的分界标志。

房室交点是冠状沟、后房间沟与后室间沟的交汇区域。

(三)心腔

心脏是一中空肌性器官,内有四个心腔:后上部是左心房和右心房,二者之间以房间隔分隔;前下部为左心室和右心室,二者之间以室间隔分隔。

1. 右心房　右心房位于心的右上部,腔大壁薄。以表面的界沟和腔面的界嵴为界,分为前部的固有心房和后部的腔静脉窦(图 5-3)。

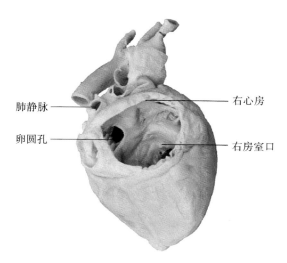

肺静脉

卵圆孔

右心房

右房室口

图 5-3　右心房

（1）固有心房：构成右心房的前部，其前上部呈锥体状突出的部分，称右心耳。固有心房内面有许多大致平行排列的肌束，称梳状肌，起自界嵴，终止于右房室口。当心功能发生障碍时，右心耳处的血流比平时更为缓慢，易在此形成血栓。固有心房的左前下方有右房室口，右心房的血液由此流入右心室。

（2）腔静脉窦：位于右心房的后部，上、下腔静脉口之间，窦壁光滑。腔静脉窦的后上部有上腔静脉的入口，称上腔静脉口，下方有下腔静脉的入口，称下腔静脉口。下腔静脉口的左前方有冠状静脉窦的入口，称冠状窦口，上述三口均为右心房的入口。右心房的后内侧壁主要由房间隔形成。房间隔右侧面中下部有一卵圆形凹陷，称卵圆窝，它是胚胎时期卵圆孔闭合后留下的遗迹。若此孔由于发生上的原因而未闭合或闭合不全，即成为常见的先天性心脏病之一，该处也是从右心房进入左心房心导管穿刺的理想部位。

2. 右心室　右心室为最靠前的心腔，构成胸肋面的大部分，位于右心房的前下，胸骨左缘第 4、5 肋软骨的后方。右心室壁较薄，仅有 3～4 mm，约为左心室壁厚度的 1/3。右心室腔内有一弓形肌性隆起，称室上嵴，将右心室分为后下方的流入道（窦部）和前上方的流出道（漏斗部）（图 5-4）。

（1）流入道：又称窦部或固有心腔。室壁内有许多相互交错的肌性隆起，称肉柱，故腔面凹凸不平。乳头肌是突入心室腔的锥状肌隆起，分前、后、隔侧 3 群。前乳头肌根部有一条肌束横过室腔至室间隔，称隔缘肉柱或节制索，内有心的传导纤维通过，形成右心室流入道的下界，可防止心室过度扩张。在行心室手术时，要防止损伤隔缘肉柱，避免发生右束支传导阻滞。流入道的入口为右房室口，在口的前、后、内侧缘有三个近似三角形的帆状瓣膜，称三尖瓣。每个瓣膜的底附着于右房室口周围的纤维环上，瓣尖借腱索连于室壁的乳头肌上。当心室收缩时，血液推顶三尖瓣而封闭右房室口。由于乳头肌的收缩和腱索的牵拉，瓣膜相互紧密闭合而不致翻入右心房，防止血液反流入心房，保证血液的定向流动。在结构和功能上，纤维环、三尖瓣、腱索和乳头肌可视为一个整体，称三尖瓣复合体。如纤维环、瓣膜、腱索和乳头肌中的任何一个结构损伤，都将

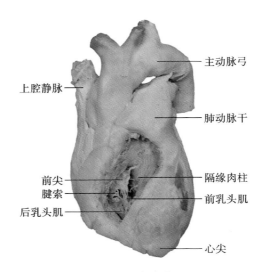

图 5-4　右心室

对血流动力学产生严重的影响。

（2）流出道：又称漏斗部或动脉圆锥，位于右心室前上部，室壁光滑，呈倒置漏斗状，上端为肺动脉口，通肺动脉干。口周缘的纤维环上附有三个半月形的袋口向上的肺动脉瓣。当右心室收缩时，血液冲开肺动脉瓣进入肺动脉；当心室舒张时，肺动脉瓣内被反流的血液充盈，使三个瓣膜相互靠拢，肺动脉口关闭，阻止血液反流入右心室。

3. 左心房　左心房为最靠后的心腔，构成心底的大部，位于右心房的左后方。左心房可分为前部的左心耳和后部的左心房窦。左心耳较右心耳狭长，向右前突出，其腔面结构与右心耳相似，没有右心耳的梳状肌发达。左心房窦又称固有心房。腔面光滑，其后壁两侧分别有左肺上、下静脉和右肺上、下静脉四个入口，开口处无静脉瓣。左心房窦前下部借左房室口通向左心室（图 5-5）。

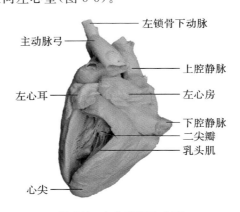

图 5-5　左心房和左心室

4. 左心室　左心室构成心尖和心左缘的大部，位于右心室的左后方，近似圆锥形，左心室壁厚度约为右心室壁厚度的 3 倍。以二尖瓣前尖为界，将左心室腔分为左后方的流入道和右前方的流出道（图 5-5）。

（1）流入道：又称为左心室窦部，位于二尖瓣前尖的左后方，入口为左房室口，口周围的纤维环有两片近似三角形瓣膜,称二尖瓣,二尖瓣前、后尖借助腱索连于乳头肌上,左心室乳头肌较右心室乳头肌强大。纤维环、二尖瓣、腱索和乳头肌可视为一个整体,称二尖瓣复合体,其作用是防止血液反流入左心房。

(2)流出道:又称主动脉前庭,位于左心室的前内侧部,室壁光滑无肉柱,其出口为主动脉口,位于左房室口的右前方,口周围的纤维环上附有三个半月形的主动脉瓣。瓣膜与主动脉壁之间的袋状间隙称主动脉窦,分为左窦、右窦和后窦。主动脉左、右窦上分别有左、右冠状动脉的开口。

(四)心的构造

1.心壁 心壁由心外膜、心肌和心内膜组成,它们分别与连接心的大血管的三层膜相对应(图 5-6)。心壁在不同部位,由于负荷量不同,厚薄相差很大。两心房较薄;右心室次之,可达 2～3 mm;左心室最厚,可达 9～12 mm。心肌是构成心壁的主要部分,包括心房肌和心室肌两部分。心房肌和心室肌并不直接相连,分别附着于心纤维性支架上,从而保证了心房肌和心室肌不同时收缩。

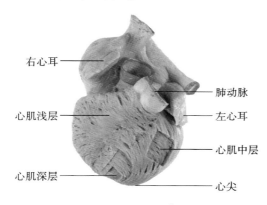

图 5-6　心肌膜

2.心纤维性支架 又称心纤维骨骼,位于主动脉口、肺动脉口和左、右房室口的周围,由致密结缔组织构成。心纤维性支架包括左、右纤维三角,四个瓣环(主动脉瓣环、肺动脉瓣环、二尖瓣环和三尖瓣环),圆锥韧带,室间隔膜部和瓣膜间隔等。其质地坚韧而富有弹性,提供了心肌纤维和心瓣膜的附着处,在心肌运动中起稳定和支持作用。人的心纤维性支架随着年龄的增长可发生不同程度的钙化,甚至骨化。

3.心间隔 心间隔把心分隔为容纳静脉血的右半心和容纳动脉血的左半心,它们之间互不相通。

(1)房间隔:位于左、右心房之间,向左前方倾斜,由两层心内膜夹少量心房肌纤维和结缔组织构成。房间隔右侧面中下部有卵圆窝,是房间隔最薄弱处。

(2)室间隔:位于左、右心室之间,上方呈斜位,中部明显凸向右心室、凹向左心室。室间隔可分为肌部和膜部两部分。膜部为胚胎时期室间孔闭合后的遗迹,此处缺乏心肌层,室间隔缺损多发生于此。

二、心传导系统

心传导系统位于心壁内,由特殊分化的心肌细胞构成,有自律性和传导性,其主要

微课:心传导系统、体表投影和血液供应

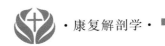

功能是产生兴奋及传导冲动,维持心的正常节律。其包括窦房结、结间束、房室结、房室束,左、右束支和浦肯野(Purkinje)纤维网(图 5-7)。

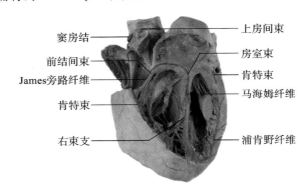

图 5-7　心传导系统

（一）窦房结

窦房结多呈长梭形,位于上腔静脉与右心房交界处的界沟上 1/3 的心外膜的深面。它是心的正常起搏点。

（二）结间束

结间束是窦房结与房室结之间的传导通路,但迄今尚无充分的形态学证据。

（三）房室结

房室结呈扁椭圆形,位于房间隔下部,冠状窦口上方的心内膜深面,其功能是将窦房结传来的兴奋发生短暂延搁再传向心室,使心房和心室肌依先后顺序分开收缩。

（四）房室束

房室束又称 His 束,起自房室结前端,穿过右纤维三角,沿室间隔膜部后下缘前行,在室间隔肌部上缘分为左、右束支。

（五）左、右束支

房室束至室间隔肌部上缘分为左、右束支,分别沿室间隔两侧心内膜深面下行。

（六）浦肯野纤维网

左、右束支的分支在心内膜下交织成心内膜下浦肯野纤维网,分布于室壁的肌纤维。

房室束,左、右束支和浦肯野纤维网的功能是将心房传来的兴奋迅速传播到整个心室。

三、心的体表投影和听诊区

（一）心外形体表投影

心外形体表投影个体差异较大,也可因体位而发生变化,通常采用四点连线法来确定。

1.左上点　于左侧第 2 肋软骨的下缘,距胸骨侧缘约 1.2 cm 处。

2.右上点　于右侧第 3 肋软骨上缘,距胸骨侧缘约 1 cm 处。

3.右下点　于右侧第 6 胸肋关节处。

4. 左下点 于左侧第 5 肋间隙,左锁骨中线内侧 1~2 cm 相交处。

(二)心瓣膜的听诊区

心瓣膜的听诊区见图 5-8。

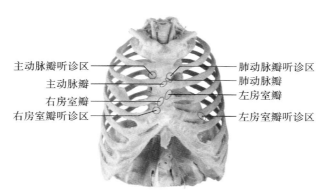

图 5-8 心瓣膜的听诊区

(1)肺动脉瓣(肺动脉口)在左侧第 3 胸肋关节的稍上方,部分位于胸骨之后。

(2)主动脉瓣(主动脉口)在胸骨左缘第 3 肋间隙,部分位于胸骨之后。

(3)二尖瓣(左房室口)在左侧第 4 胸肋关节处及胸骨左半的后方。

(4)三尖瓣(右房室口)在胸骨正中线的后方,平对第 4 肋间隙。

四、心的血液供应

心的血液供应来自左、右冠状动脉;静脉血经心的静脉回流,绝大部分经冠状窦汇入右心房,少部分直接流入右心房;极少部分流入左心房和左、右心室(图 5-9)。

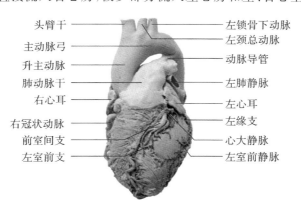

图 5-9 心的动脉

(一)心的动脉

1. 左冠状动脉 起自主动脉左窦,主干很短,在左心耳和肺动脉干之间入冠状沟,随即分为前室间支和旋支。

(1)前室间支:也称前降支,可认为是左冠状动脉的直接延续,沿前室间沟下行,其末梢绕过心尖切迹,与后室间支末梢吻合。分布于左心室前壁、右心室前壁的一小部分及室间隔的前 2/3 区域。

(2)旋支:从左冠状动脉主干发出后,走行于左侧冠状沟内,绕心左缘至左心室膈面。分布于左心房、左心室前壁的一小部分,左心室侧壁和后壁的一部分。

2.右冠状动脉 起自主动脉右窦,在右心耳与肺动脉干之间,沿冠状沟右行,绕心右缘进入膈面的冠状沟内,在房室交点附近分为后室间支和左室后支。

(1)后室间支:右冠状动脉的终支,沿后室间沟下行,与左冠状动脉的前室间支相吻合,分布于后室间沟两侧的心室壁和室间隔的后下 1/3。

(2)左室后支:分出后左行,分布于左心室后壁。

(二)心的静脉

心壁的静脉血绝大部分经冠状窦汇入右心房(图 5-10)。

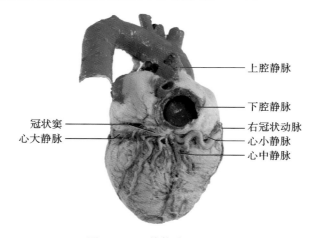

图 5-10 心的静脉(膈面观)

冠状窦位于心膈面,左心房和左心室之间的冠状沟内,借冠状窦口开口于右心房。主要属支如下。

1.心大静脉 在前室间沟内,与前室间支伴行,斜向左上进入冠状沟,绕心左缘至心膈面,注入冠状窦。

2.心中静脉 在后室间沟内,与后室间支伴行,上行注入冠状窦的末端。

3.心小静脉 在冠状沟内,与右冠状动脉伴行,向左注入冠状窦。

案例分析答案

案例分析

一位中年男性有晨跑锻炼的习惯,某天晨跑途中突然感觉胸骨后疼痛,伴呕吐、冷汗和有濒死感,于是寻求帮助呼叫"120"送医院。经医生检查,诊断为急性心肌梗死。

问题:1.简述心脏动脉的分支和供应范围。

2.简述心脏起搏点和心传导系统。

3.什么是心肌梗死?

4.心肌梗死有哪些急救措施?

课程思政案例

(李连涛)

模块十　血　　管

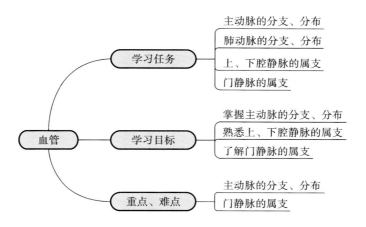

PPT

微课：主动脉
的分支、分布

一、主动脉的分支、分布

体循环的动脉是从心运送血液到全身各部的血管（图 5-11），主要分布特点：①头颈、四肢和躯干一般都有动脉主干分布，左、右基本对称；②躯干的动脉有壁支和脏支之分，壁支一般有明显的节段性；③动脉多居身体的屈侧、深部或安全隐蔽处，常与静脉、神经等伴行，外包结缔组织形成血管神经束；④动脉往往以最短的距离到达所营养的器官；⑤动脉的粗细、分支数量、配布形式与器官的形态、大小和功能密切相关。

（一）主动脉

主动脉（aorta）（图 5-12）是体循环的动脉主干，由左心室发出，向右上方斜行至第 2 胸肋关节后方，再弯向左后，至第 4 胸椎椎体下缘处转折向下，沿脊柱左前方下行，穿膈的主动脉裂孔入腹腔，至第 4 腰椎下缘处分为左、右髂总动脉。以胸骨角至第 4 胸椎椎体下缘平面为界，将主动脉分为升主动脉（ascending aorta）、主动脉弓（aortic arch）和降主动脉。

1. 升主动脉　自左心室起始后，在肺动脉干与上腔静脉之间行向右前上方，至右侧第 2 胸肋关节后方移行为主动脉弓。升主动脉根部发出左、右冠状动脉。

2. 主动脉弓　主动脉弓是升主动脉的延续，呈弓形弯向左后方，至第 4 胸椎椎体下缘移行为降主动脉。主动脉弓壁内有压力感受器，具有调节血压的作用。主动脉弓下方近动脉韧带处有 2～3 个粟粒状小体，称主动脉小球（aortic glomera），是化学感受器，参与调节呼吸。主动脉弓的凸侧向上发出三个分支，自右向左依次是头臂干、左颈总动脉和左锁骨下动脉。头臂干向右上方行至右胸锁关节后方分为右颈总动脉和右锁骨下动脉。左、右颈总动脉是头颈部的动脉主干，左、右锁骨下动脉则主要是上肢的动脉主干。

3. 降主动脉　降主动脉又以主动脉裂孔为界分为胸主动脉（thoracic aorta）和腹主动脉（abdominal aorta）。胸主动脉是胸部的动脉主干，腹主动脉是腹部的动脉主干。

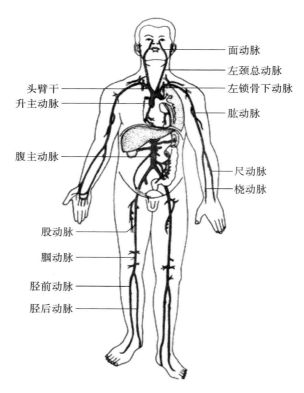

图 5-11　体循环的动脉模式图

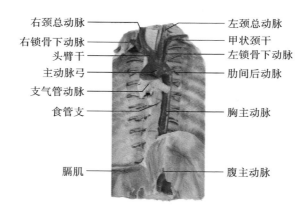

图 5-12　主动脉及分支

降主动脉在第 4 腰椎椎体下缘水平分出左、右髂总动脉（common iliac artery），后者在骶髂关节前方分为髂内动脉（internal iliac artery）和髂外动脉（external iliac artery）。髂内动脉是盆部的动脉主干，髂外动脉则主要是下肢的动脉主干。

（二）头颈部动脉

颈总动脉（common carotid artery）是头颈部的动脉主干。右侧起自头臂干，左侧起自主动脉弓。两侧均在胸锁关节的后方沿气管、喉和食管的外侧上行，至甲状软骨上缘水平分为颈内动脉和颈外动脉（图 5-13）。在颈总动脉分叉处有颈动脉窦和颈动脉小球。

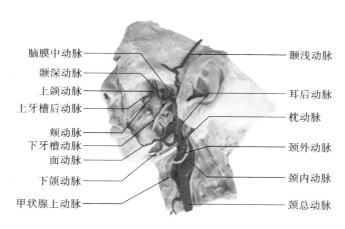

脑膜中动脉 颞浅动脉

颞深动脉 耳后动脉

上颌动脉 枕动脉

上牙槽后动脉 颈外动脉

颊动脉 颈内动脉

下牙槽动脉

面动脉 颈内动脉

下颌动脉 颈总动脉

甲状腺上动脉

图 5-13 颈总动脉和颈外动脉

颈动脉窦（carotid sinus）是颈总动脉末端和颈内动脉起始部的膨大部分，壁内有压力感受器。当血压升高时，可反射性地引起心跳减慢、血管扩张，血压下降。

颈动脉小球（carotid glomus）是位于颈内、外动脉分叉处后方的扁椭圆形小体，属化学感受器，能感受血液中氧和二氧化碳浓度的变化。当血液中二氧化碳浓度升高时，可反射性地促使呼吸加快，以排除过多的二氧化碳。

颈总动脉的主要分支如下。

1. 颈内动脉（internal carotid artery） 由颈总动脉发出后，垂直上升到颅底，经颈动脉管入颅腔，分支分布于脑和视器。

2. 颈外动脉（external carotid artery） 上行穿腮腺实质达下颌颈高度分为上颌动脉和颞浅动脉两个终支（图 5-14）。其主要分支如下。

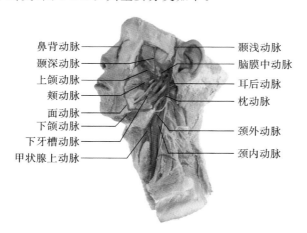

鼻背动脉 颞浅动脉

颞深动脉 脑膜中动脉

上颌动脉 耳后动脉

颊动脉 枕动脉

面动脉

下颌动脉 颈外动脉

下牙槽动脉 颈内动脉

甲状腺上动脉

图 5-14 颈外动脉及其分支

（1）甲状腺上动脉：起自颈外动脉的起始处，行向前下方，分布于甲状腺上部和喉。

（2）舌动脉：在甲状腺上动脉的稍上方，平舌骨大角处发自颈外动脉，分布于舌、舌下腺和腭扁桃体。

（3）面动脉：在舌动脉稍上方发出，经下颌下腺深面，在咬肌前缘绕过下颌骨下缘至面部,经口角和鼻翼的外侧上行至眼内眦,改称为内眦动脉。面动脉沿途分布于面部软组织、下颌下腺和腭扁桃体等处。在下颌骨下缘和咬肌前缘交界处,可摸到面动脉的搏动。面部出血时,可在该处压迫止血。

(4)颞浅动脉:经外耳门前方上行,越过颧弓根上行至颅顶。分布于腮腺和颞、顶、额部软组织。在外耳门前方、颧弓根部可摸到颞浅动脉的搏动,当头前外侧部出血时,可在该处压迫止血。

(5)上颌动脉:起始后经下颌支的深面进入颞下窝,分支分布于外耳道、中耳、牙及牙龈、咀嚼肌、颊、腭、鼻腔和硬脑膜等处。其中分布于硬脑膜的分支,称脑膜中动脉,穿棘孔入颅腔,紧贴翼点内面走行。当翼点骨折时,易损伤该血管,引起硬膜外血肿。

(三)锁骨下动脉及上肢动脉

1. 锁骨下动脉(subclavian artery) 右侧起自头臂干,左侧起自主动脉弓,两侧均向外呈弓形经胸膜顶前方,出胸廓上口至颈根部,穿斜角肌间隙,至第1肋外缘延续为腋动脉(图 5-15)。当上肢出血时,可在锁骨中点上方将锁骨下动脉压向第1肋进行止血。锁骨下动脉的主要分支如下。

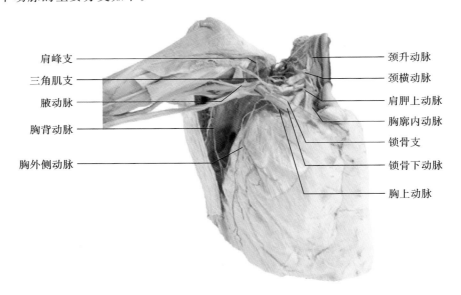

肩峰支　三角肌支　腋动脉　胸背动脉　胸外侧动脉　颈升动脉　颈横动脉　肩胛上动脉　胸廓内动脉　锁骨支　锁骨下动脉　胸上动脉

图 5-15　锁骨下动脉及其分支

(1)椎动脉:由锁骨下动脉上壁发出,向上依次穿第6至第1颈椎横突孔,经枕骨大孔入颅腔,分布于脑和脊髓。

(2)胸廓内动脉:起于锁骨下动脉下壁,向下经第1～7肋软骨后面,约距胸骨外侧缘 1.5 cm 垂直下降,穿膈后进入腹直肌鞘,移行为腹壁上动脉。沿途分布于胸前壁、乳房、心包和腹直肌等处。

(3)甲状颈干:一短干,起自锁骨下动脉,分为数支至颈部和肩部。其主要分支为甲状腺下动脉,分布于甲状腺下部和喉等处。

分布于甲状腺的动脉有甲状腺上动脉和甲状腺下动脉,它们分别来自颈外动脉和锁骨下动脉的甲状颈干。有少数人还有发自头臂干或主动脉弓的甲状腺最下动脉分布于甲状腺,其在气管前方上行到甲状腺峡。气管切开时要注意此动脉的出现,以免损伤。

2. 腋动脉(axillary artery) 上肢的动脉主干,行于腋窝深部,出腋窝移行为肱动脉。其主要分支有胸肩峰动脉、胸外侧动脉、肩胛下动脉和旋肱后动脉等,主要分布于肩部、胸前外侧壁和乳房等处(图 5-16)。

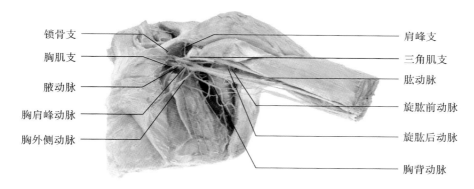

锁骨支　　　　肩峰支
胸肌支　　　　三角肌支
腋动脉　　　　肱动脉
胸肩峰动脉　　旋肱前动脉
胸外侧动脉　　旋肱后动脉
　　　　　　　胸背动脉

图 5-16　腋动脉及其分支

3. 肱动脉(brachial artery) 腋动脉的直接延续,沿肱二头肌内侧缘下行至肘窝分为桡动脉和尺动脉。在肘窝内上方,可触到肱动脉的搏动,是测量血压时听诊的部位(图 5-17)。当前臂和手部大出血时,可在臂中部将肱动脉压向肱骨进行止血。肱动脉的主要分支是肱深动脉,与桡神经伴行,分支分布于肱三头肌和肱骨。

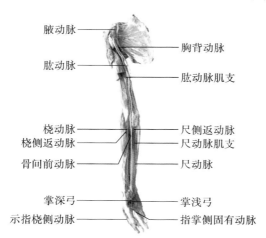

腋动脉　　　　　胸背动脉
肱动脉　　　　　肱动脉肌支
桡动脉　　　　　尺侧返动脉
桡侧返动脉　　　尺动脉肌支
骨间前动脉　　　尺动脉
掌深弓　　　　　掌浅弓
示指桡侧动脉　　指掌侧固有动脉

图 5-17　上肢的动脉(前面)

4. 桡动脉(radial artery) 由肱动脉分出后,在前臂肌前群的桡侧下行,经腕部到达手掌(图 5-17)。桡动脉下端在桡骨茎突的前内侧位置表浅,可触到其搏动,是诊脉的常用部位。桡动脉的主要分支有拇主要动脉和掌浅支。桡动脉沿途分支分布于前臂桡侧肌和手,并参与肘、腕关节网的组成。

5. 尺动脉(ulnar artery) 由肱动脉分出后,在前臂肌前群的尺侧下行,经腕部到达手掌(图 5-17)。尺动脉的主要分支有骨间总动脉和掌深支。尺动脉沿途分支分布于前臂肌、前臂骨,并参与肘、腕关节网的组成。

6.掌浅弓和掌深弓

(1)掌浅弓:由尺动脉末端和桡动脉的掌浅支吻合而成(图5-18),位于掌腱膜和指屈肌腱之间。其最凸处相当于自然握拳时中指所指的位置,在处理手外伤时,应注意保护。掌浅弓发出小指尺掌侧动脉和3条指掌侧总动脉,其分支指掌侧固有动脉,沿手指掌面的两侧行向指尖,分布于手掌和第2~5指相对缘,手指出血时可在手指两侧压迫止血。

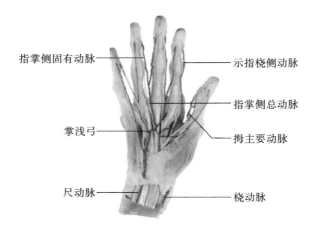

图 5-18　掌浅弓

(2)掌深弓:由桡动脉末端和尺动脉的掌深支吻合而成(图5-19),位于指屈肌腱的深面。由弓发出3条掌心动脉,分别与相应的指掌侧总动脉吻合。

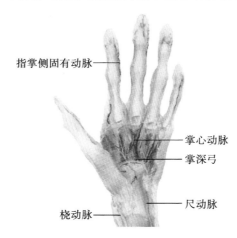

图 5-19　掌深弓

(四)胸部动脉

胸主动脉(thoracic aorta)是胸部的动脉主干,发出壁支和脏支(图5-20)。

1.壁支　胸主动脉发出的壁支主要为第3~11对肋间后动脉和肋下动脉。第1、2肋间后动脉来自锁骨下动脉。肋间后动脉走行在肋间隙内,主干沿肋骨下缘的肋沟前行,在肋角处,肋间后动脉发出分支沿下位肋上缘前行;肋下动脉走在第12肋的下缘。

微课:胸部
动脉

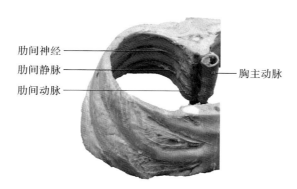

图 5-20 胸主动脉

肋间后动脉和肋下动脉分支分布于脊髓、背部、胸壁和腹壁的上部等处。临床上，根据肋间血管的走行，在胸壁侧部做胸膜穿刺时，经两个肋间进针，而在胸壁后部穿刺时，则应在肋骨上缘进针，以免损伤肋间血管。

2.脏支 脏支细小，主要有支气管支、食管支和心包支，分布于气管、支气管、食管和心包。

（五）腹部动脉

腹主动脉是腹部的动脉主干，沿脊柱的左前方下行，其右侧有下腔静脉伴行，前方有肝左叶、胰、十二指肠水平部和小肠系膜根越过。腹主动脉的分支亦有脏支和壁支之分（图 5-21）。壁支有 4 对腰动脉和 1 对膈下动脉，腰动脉自腹主动脉后壁发出，节段性分布于脊髓、腹后壁和腹前外侧壁。膈下动脉由腹主动脉上端发出，布于膈的下面，并发出肾上腺上动脉至肾上腺。脏支为分成对脏支和不成对脏支两种。成对脏支有肾上腺中动脉、肾动脉和睾丸动脉（女性为卵巢动脉），不成对脏支有腹腔干、肠系膜上动脉和肠系膜下动脉。

微课：腹部动脉

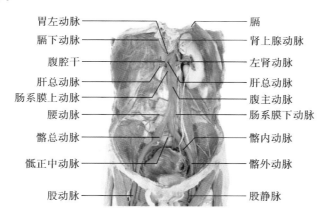

图 5-21 腹主动脉及其分支

1.腹腔干（celiac trunk） 一粗短动脉干，在主动脉裂孔稍下方由腹主动脉前壁发出，立即分为胃左动脉、脾动脉和肝总动脉（图 5-22）。它们分支分布于肝、胆囊、胰、脾、胃、十二指肠和食管腹段。

（1）胃左动脉（left gastric artery）：行向左上方至胃的贲门部，在小网膜两层之间沿

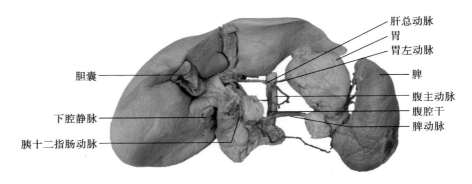

图 5-22　腹腔干及其分支

胃小弯向右行,与胃右动脉吻合。分布于食管腹段及胃小弯附近的胃壁。

(2)脾动脉(splenic artery):沿胰上缘左行达脾门,分数支入脾。沿途发出胰支,分布于胰体和胰尾;发出胃短动脉,分布于胃底;发出胃网膜左动脉,沿胃大弯自左向右行,与胃网膜右动脉吻合,分布于胃大弯附近的胃壁和大网膜。

(3)肝总动脉(common hepatic artery):向右前行,至十二指肠上部上缘分为肝固有动脉和胃十二指肠动脉。①肝固有动脉(proper hepatic artery),在肝十二指肠韧带内上行达肝门,分为左、右支进入肝。右支在入肝前发出胆囊动脉(cystic artery),布于胆囊。肝固有动脉起始处还发出胃右动脉,沿胃小弯向左与胃左动脉吻合,分布于胃小弯附近的胃壁。②胃十二指肠动脉,在幽门后下缘分为胃网膜右动脉和胰十二指肠上动脉。胃网膜右动脉沿胃大弯左行,与胃网膜左动脉吻合,分布于胃大弯附近的胃壁和大网膜。胰十二指肠上动脉,分布于胰头和十二指肠。

2. 肠系膜上动脉(superior mesenteric artery)　在腹腔干的稍下方(相当于第 1 腰椎水平)由腹主动脉前壁发出,在胰头后方下行,向前越过十二指肠水平部入肠系膜根,呈弓状向右髂窝下行。发出分支分布于小肠以及结肠左曲以前的大肠(图 5-23)。其主要分支如下。

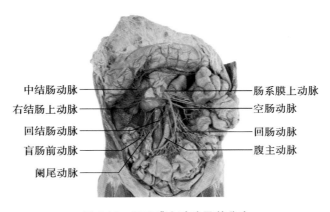

图 5-23　肠系膜上动脉及其分支

(1)空肠动脉和回肠动脉:有 12～16 支,走行在肠系膜内,分布于空肠和回肠。空肠、回肠动脉在肠系膜内分支彼此吻合成血管弓,最多可达 5 级。

（2）回结肠动脉：走向回盲部，分布于回肠末端、盲肠和升结肠，回结肠动脉发出阑尾动脉，分布于阑尾。

（3）右结肠动脉：在回结肠动脉的上方发出，分布于升结肠，并与中结肠动脉和回结肠动脉的分支吻合。

（4）中结肠动脉：发出后入横结肠系膜，分布于横结肠。

3. 肠系膜下动脉（inferior mesenteric artery） 平第3腰椎高度发自腹主动脉前壁，在腹后壁腹膜后面行向左下方，分支分布于降结肠、乙状结肠和直肠上部（图5-24）。主要分支如下。

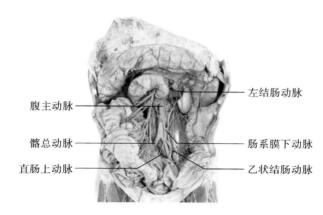

左结肠动脉
腹主动脉
髂总动脉
肠系膜下动脉
直肠上动脉
乙状结肠动脉

图 5-24　肠系膜下动脉及其分支

（1）左结肠动脉：分布于降结肠，并与中结肠动脉和乙状结肠动脉吻合。

（2）乙状结肠动脉：进入乙状结肠系膜内，分布于乙状结肠。

（3）直肠上动脉：肠系膜下动脉的直接延续，分布于直肠上部，并与乙状结肠动脉和直肠下动脉吻合。

4. 肾上腺中动脉 在平对第1腰椎处起自腹主动脉侧壁，横行向外分布于肾上腺中部。

5. 肾动脉（renal artery） 在平对第1、2腰椎椎体之间起自腹主动脉侧壁，横行向外经肾门入肾。

6. 睾丸（卵巢）动脉 细长，在肾动脉稍下方由腹主动脉前壁发出，沿腰大肌前面斜向外下，经腹股沟管入阴囊，分布于睾丸。在女性则为卵巢动脉，分布于卵巢和输卵管。

（六）髂总动脉及盆部动脉

髂总动脉（common iliac artery）在第4腰椎椎体下缘水平由腹主动脉分出，沿腰大肌内侧向外下方走行，至骶髂关节前方分为髂内动脉和髂外动脉。髂内动脉（internal iliac artery）为一短干，沿盆腔侧壁下行，发出壁支和脏支（图5-25），分布于盆壁和盆腔脏器。

微课：髂总动脉及下肢动脉

1. 壁支

（1）闭孔动脉：沿骨盆侧壁行向前下，穿闭孔出盆腔至大腿内侧，分布于大腿内侧肌群及髋关节。

（2）臀上动脉和臀下动脉：分别经梨状肌上、下缘穿出至臀部，分支营养臀肌和髋关节。

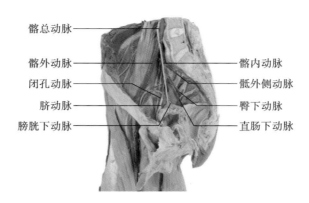

图 5-25　髂内动脉及其分支(男性)

2. 脏支

(1)膀胱下动脉:沿盆腔侧壁下行,分布于膀胱底、精囊腺和前列腺。女性分布于膀胱和阴道。

(2)直肠下动脉:分布于直肠下部,并与直肠上动脉和肛动脉(来自阴部内动脉)吻合。

(3)子宫动脉:走行于子宫阔韧带内,在子宫颈外侧 2 cm 处越过输尿管的前方,沿子宫颈上行,分布于阴道、子宫、输卵管和卵巢等处。

(4)阴部内动脉:自梨状肌下缘出盆腔,再经坐骨小孔至坐骨肛门窝,发出肛动脉、会阴动脉、阴茎(阴蒂)动脉等分支,分布于肛门、会阴部和外生殖器。

(七)髂外动脉及下肢动脉

1. 髂外动脉(external iliac artery)　沿腰大肌内侧缘下行,经腹股沟韧带中点深面至股前部,移行为股动脉(图 5-26)。其主要分支为腹壁下动脉,经腹股沟管深环内侧上行入腹直肌鞘,分布于腹直肌,并与腹壁上动脉吻合。

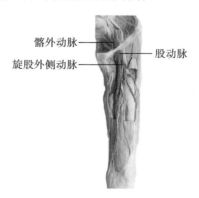

图 5-26　髂外动脉及股动脉的分支

2. 股动脉(femoral artery)　髂外动脉的延续,在股三角内下行,穿过收肌管至腘窝,移行为腘动脉。在腹股沟韧带中点下方可触及股动脉的搏动,当下肢出血时,可在此处向后压向耻骨止血。股动脉的主要分支是股深动脉。其在腹股沟韧带下方 2～5

cm 处由股动脉发出,向后内下行,沿途发出旋股内侧动脉、旋股外侧动脉和 3~4 支穿动脉,分布于大腿肌和髋关节。

3. 腘动脉(popliteal artery) 行于腘窝深部(图 5-27),至腘窝下缘处分为胫前动脉和胫后动脉。腘动脉的分支分布于膝关节和邻近诸肌。

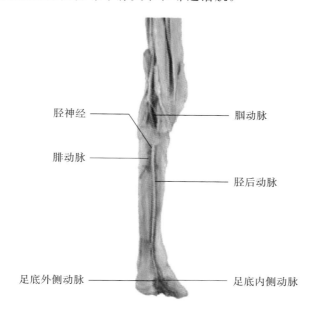

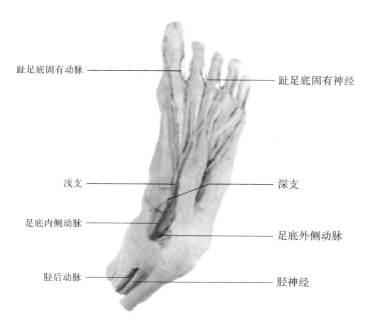

图 5-27 小腿后面的动脉和足底动脉

4. 胫后动脉(posterior tibial artery) 自腘动脉发出后,沿小腿后面浅、深肌之间下行,经内踝后方至足底分为足底内侧动脉和足底外侧动脉。胫后动脉的分支营养小腿后群肌和外侧群肌,足底内、外侧动脉分布于足底和足趾。

5. 胫前动脉(anterior tibial artery) 自腘动脉发出后,向前穿小腿骨间膜至小腿前面,在小腿前群肌之间下行至踝关节前方移行为足背动脉。胫前动脉分支分布于小腿前群肌。

6. 足背动脉 位置表浅,在踝关节前方,内、外踝连线中点可触及其搏动。足背动脉分支分布于足背和足趾。足背部出血时可在该处向深部压迫足背动脉进行止血。

二、肺动脉的分支、分布

(一)肺循环的动脉

肺动脉干(pulmonary trunk)起于右心室,向左上方斜行至主动脉弓的下方,分为左、右肺动脉。

左肺动脉(left pulmonary artery)较短,水平向左,经食管、胸主动脉前方至左肺门,分两支分别进入左肺上叶和下叶。

右肺动脉(right pulmonary artery)较长,水平向右,依次经升主动脉下方、上腔静脉后方达右肺门,分三支分别进入右肺上叶、中叶和下叶。

在肺动脉干分叉处稍左侧与主动脉弓下缘之间有一短的结缔组织索,称动脉韧带(arterial ligament),是胚胎时动脉导管闭锁后的遗迹。若出生后 6 个月动脉导管仍不闭锁,称动脉导管未闭,是常见的先天性心脏病之一。

(二)肺循环的静脉

输送的是静脉血。

肺静脉(pulmonary vein)左、右各 2 条,分别称为左上肺静脉、左下肺静脉、右上肺静脉和右下肺静脉。肺静脉起自肺泡周围的毛细血管网,逐级汇合,在肺门处每侧肺形成上、下 2 条肺静脉,左、右肺静脉出肺门分别注入左心房的两侧。

三、上、下腔静脉的属支

体循环的静脉包括上腔静脉系、下腔静脉系(包括肝门静脉系)(图 5-28)和心静脉系。

(一)上腔静脉系

微课:上腔
静脉系

上腔静脉系的主干是上腔静脉(superior vena cava),主要收集头颈部、上肢、胸壁和部分胸腔器官的静脉血。

上腔静脉是一条短而粗的静脉干,由左、右头臂静脉在右侧第 1 胸肋关节后方汇合而成,沿升主动脉右侧垂直下行,注入右心房。

头臂静脉(brachiocephalic vein)左、右各一,由同侧的颈内静脉和锁骨下静脉在胸锁关节后方汇合而成,汇合处的夹角称静脉角(angulus venosus),有淋巴导管注入。

1. 头颈部的静脉

(1)颈内静脉(internal jugular vein):颈部最大的静脉干(图 5-29)。上端在颈静脉孔处与颅内的乙状窦相延续,伴颈内动脉、颈总动脉下行至胸锁关节后方,与锁骨下静

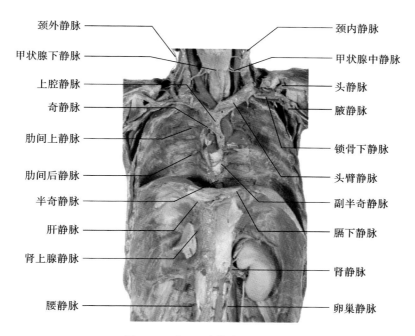

颈外静脉　　　　　　　　　　　颈内静脉
甲状腺下静脉　　　　　　　　　甲状腺中静脉
上腔静脉　　　　　　　　　　　头静脉
奇静脉　　　　　　　　　　　　腋静脉
肋间上静脉　　　　　　　　　　锁骨下静脉
肋间后静脉　　　　　　　　　　头臂静脉
半奇静脉　　　　　　　　　　　副半奇静脉
肝静脉　　　　　　　　　　　　膈下静脉
肾上腺静脉　　　　　　　　　　肾静脉
腰静脉　　　　　　　　　　　　卵巢静脉

图 5-28　上、下腔静脉及其属支

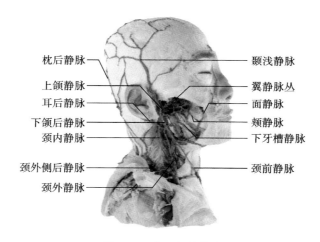

枕后静脉　　　　　　　　　　　颞浅静脉
上颌静脉　　　　　　　　　　　翼静脉丛
耳后静脉　　　　　　　　　　　面静脉
下颌后静脉　　　　　　　　　　颊静脉
颈内静脉　　　　　　　　　　　下牙槽静脉
颈外侧后静脉　　　　　　　　　颈前静脉
颈外静脉

图 5-29　头颈部的静脉

脉汇合成头臂静脉。颈内静脉与颈总动脉、迷走神经一起被周围结缔组织形成的颈动脉鞘包绕，由于颈动脉鞘与颈内静脉管壁连接紧密，静脉管腔经常处于开放状态，有利于头颈部静脉血液的回流。但当颈内静脉损伤破裂时，管腔不易回缩、塌陷，有导致空气进入形成栓塞的危险。

颈内静脉的属支有颅内支和颅外支。颅内支汇集了脑、脑膜、视器、前庭蜗器及颅骨的静脉血，最终注入颈内静脉。颅外支汇集了面部、颈部的静脉血，主要的颅外属支有面静脉和下颌后静脉。

面静脉起自内眦静脉，与面动脉伴行，至下颌角下方与下颌后静脉的前支汇合后注入颈内静脉。面静脉收集面前部软组织的静脉血。面静脉在口角平面以上没有静脉瓣,且可通过内眦静脉经眶内的眼静脉与颅内海绵窦交通。因此,当口角以上面部感染时,若处理不当如挤压,细菌和脓栓可经以上交通途径进入颅内海绵窦,造成颅内感染。临床上常将鼻根至两侧口角之间的三角区称为"危险三角"。

下颌后静脉主要起自颅顶的颞浅静脉,在腮腺下端分为前、后两支,前支注入面静脉,后支注入颈外静脉。下颌后静脉收集颅顶和面部深面区域的静脉血。

(2)颈外静脉(external jugular vein):颈部最大的浅静脉,在耳下方由下颌后静脉的后支、耳后静脉及枕静脉汇合而成。颈外静脉沿胸锁乳突肌表面下行至锁骨上方穿深筋膜注入锁骨下静脉。主要收集耳廓、枕部及颈前区浅层的静脉血。颈外静脉位置表浅而恒定,管径较大,临床上儿科常在此做静脉穿刺。

2.锁骨下静脉及上肢的静脉

(1)锁骨下静脉(subclavian vein):腋静脉的直接延续,位于颈根部,在胸锁关节的后方与颈内静脉汇合成头臂静脉。该静脉管腔大、位置恒定,临床上常作为静脉穿刺、心血管造影及长期留置导管的穿刺部位。

(2)上肢的深静脉:与同名动脉伴行,收集同名动脉分布区域的静脉血,经腋静脉续于锁骨下静脉。

(3)上肢的浅静脉:主要有头静脉、贵要静脉和肘正中静脉(图5-30),是临床上采血和输液的常选部位。

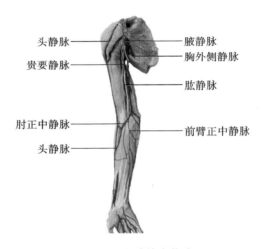

图 5-30　上肢的浅静脉

①头静脉:起于手背静脉网的桡侧,转至前臂前面,沿肱二头肌外侧上行至肩部,穿深筋膜注入腋静脉。

②贵要静脉:起于手背静脉网的尺侧,转至前臂尺侧,沿肱二头肌内侧上行至臂中部,穿深筋膜注入肱静脉。

③肘正中静脉:一短粗的静脉干,在肘窝处连接头静脉和贵要静脉。

3.胸部的静脉

(1)奇静脉(azygos vein):起自右腰升静脉,穿膈后沿脊柱右侧上行至第4胸椎高度,绕右肺根上方呈弓形向前注入上腔静脉。奇静脉沿途收集右侧肋间后静脉、食管静脉、支气管静脉及半奇静脉的血液。半奇静脉(hemiazygos vein)起自左腰升静脉,穿膈后沿脊柱左侧上行至第8～9胸椎高度越过脊柱注入奇静脉。副半奇静脉(accessory hemiazygos vein)沿脊柱左侧下行注入半奇静脉。半奇静脉和副半奇静脉主要收集左侧肋间后静脉血液。

(2)椎静脉丛(vertebral venous plexus):包括椎内静脉丛和椎外静脉丛,它们分别布于椎管内、外,纵贯脊柱全长。主要收集脊髓、椎骨及其附近肌的静脉血。椎静脉丛的血液分别注入腰静脉、肋间后静脉等处。椎静脉丛还向上、向下分别与硬脑膜窦和盆腔静脉丛相交通。

(二)下腔静脉系

下腔静脉系由下腔静脉及其属支组成,主要收集下肢、盆部和腹部的静脉血,其主干是下腔静脉。

下腔静脉(inferior vena cava)在第5腰椎水平由左、右髂总静脉汇合而成,沿腹主动脉右侧上行,穿膈的腔静脉孔入胸腔,注入右心房。

微课:下腔静脉系

1. 下肢的静脉

(1)下肢的深静脉:与同名动脉伴行,收集同名动脉分布区域的静脉血,经股静脉续于髂外静脉。

(2)下肢的浅静脉:主要有大隐静脉和小隐静脉(图5-31、图5-32),由于行程长、静脉瓣多,易发生静脉曲张。

①大隐静脉:起自足背静脉弓的内侧,经内踝前方沿小腿、大腿前内侧上行至耻骨结节外下方向深面注入股静脉。大隐静脉主要有5条属支,即腹壁浅静脉、阴部外静脉、旋髂浅静脉、股内侧浅静脉和股外侧浅静脉。大隐静脉沿途收集足、小腿内侧及大腿前内侧的静脉血。大隐静脉在内踝前方位置恒定且表浅,是临床上静脉穿刺的常选部位。

②小隐静脉:起自足背静脉弓的外侧,经外踝后方沿小腿后面上行至腘窝,穿深筋膜注入腘静脉。

2. 盆部的静脉

(1)髂内静脉(internal iliac vein):短而粗,与髂内动脉伴行,在骶髂关节前方与髂外静脉汇合成髂总静脉。髂内静脉的属支有臀上静脉、臀下静脉、闭孔静脉等壁支,以及膀胱下静脉、直肠下静脉、阴部内静脉、子宫静脉等脏支,它们收集同名动脉分布区的静脉血。其中脏支是由膀胱静脉丛、直肠静脉丛、子宫静脉丛等汇合而成。直肠静脉丛的上部、中部、下部分别汇入直肠上静脉、直肠下静脉和肛静脉。

(2)髂外静脉(external iliac vein):股静脉的延续,与同名动脉伴行,收集下肢及腹前壁下部的静脉血。

(3)髂总静脉(common iliac vein):由髂内静脉和髂外静脉在骶髂关节的前方汇合而成。

3. 腹部的静脉 腹部的静脉直接或间接地注入下腔静脉,分壁支和脏支。

壁支包括1对膈下静脉和4对腰静脉,收集膈下面及腹后壁的静脉血。左、右腰静脉之间分别有腰升静脉纵行串联,向上分别移行为半奇静脉和奇静脉,向下连于同侧的

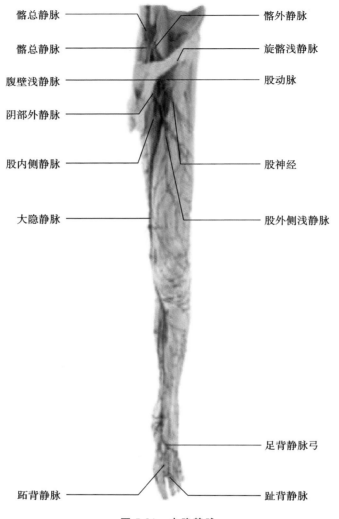

髂总静脉 —————— —————— 髂外静脉

髂总静脉 —————— —————— 旋髂浅静脉

腹壁浅静脉 —————— —————— 股动脉

阴部外静脉 ——————

股内侧静脉 —————— —————— 股神经

大隐静脉 —————— —————— 股外侧浅静脉

—————— 足背静脉弓

跖背静脉 —————— —————— 趾背静脉

图 5-31　大隐静脉

髂总静脉。

　　脏支比较复杂,腹腔内成对器官的脏支几乎都直接注入下腔静脉,而不成对器官的脏支则先经肝门静脉入肝,在肝内代谢后再经肝静脉注入下腔静脉。

　　(1)肾上腺静脉:左、右各一,左侧注入左肾静脉,右侧注入下腔静脉。

　　(2)肾静脉:在肾门处由 3～5 条静脉汇合而成,在肾动脉前方行向内侧注入下腔静脉。

　　(3)睾丸静脉:起自睾丸和附睾,在精索内形成蔓状静脉丛,逐渐汇合成睾丸静脉。左睾丸静脉以直角汇入左肾静脉,右睾丸静脉直接汇入下腔静脉。故睾丸静脉曲张多见于左侧。该静脉在女性为卵巢静脉,起自卵巢,汇入部位与男性相同。

　　(4)肝静脉:位于肝内,2～3 条,收集肝血窦回流的静脉血,在肝的后缘处注入下腔静脉。

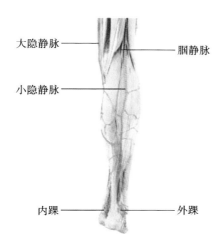

图 5-32　小隐静脉

四、门静脉的属支

肝门静脉系由肝门静脉(图 5-33)及其属支组成。

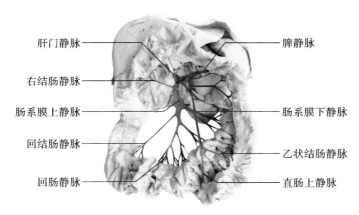

图 5-33　肝门静脉及其属支

肝门静脉(hepatic portal vein)在胰头后方由脾静脉和肠系膜上静脉汇合而成,向右上行达肝门处分左、右两支进入肝,在肝内反复分支最后汇入肝血窦,与来自肝固有动脉的血液混合后逐级汇入肝静脉,最后注入下腔静脉。肝门静脉的结构特点如下。

(1)一粗短的主干,长 6～8 cm。

(2)起止两端均为毛细血管。

(3)主干及其属支内均无瓣膜,故在肝门静脉高压时,血液可逆流。

肝门静脉的主要功能:将消化管道吸收的物质运输至肝,在肝内进行合成、分解、解毒、储存,为肝的功能性血管。

肝门静脉的主要属支有脾静脉、肠系膜上静脉、肠系膜下静脉、胃左静脉、附脐静脉、胃右静脉和胆囊静脉。肝门静脉通过属支收集腹腔内除肝以外不成对器官的静脉血。

肝门静脉系与上、下腔静脉系之间有丰富的吻合（图 5-34）。

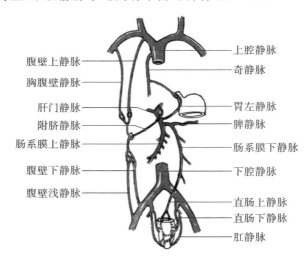

图 5-34　肝门静脉系与上、下腔静脉系之间的吻合模式图

肝门静脉系与上、下腔静脉系之间主要通过如下 3 个静脉丛进行交通。

（1）食管静脉丛（esophagus venous plexus）：食管静脉丛向下与肝门静脉的属支胃左静脉相交通，向上与上腔静脉的属支奇静脉相交通，构成了肝门静脉系与上腔静脉系之间的吻合。

（2）直肠静脉丛（rectal venous plexus）：直肠静脉丛向上与肠系膜下静脉的属支直肠上静脉相交通，向下与髂内静脉的属支直肠下静脉和肛静脉相交通，构成了肝门静脉系与下腔静脉系之间的吻合。

（3）脐周静脉网（periumbilical venous plexus）：肝门静脉的属支附脐静脉通过脐周静脉网向上与上腔静脉系的腹壁上静脉、胸腹壁静脉相交通，向下与下腔静脉系的腹壁下静脉、腹壁浅静脉相交通，构成了肝门静脉系与上、下腔静脉系之间的吻合。

正常生理状况下，肝门静脉系与上、下腔静脉系之间的吻合支细小，血流量很少，血液主要靠正常途径回流到所属静脉系。当肝硬化或肿瘤等原因造成肝门静脉回流受阻时，血液可通过肝门静脉系与上、下腔静脉系之间的吻合途径建立侧支循环，分别经上、下腔静脉回流入心。由于血流量突然增多，吻合部位的细小静脉可变得粗大弯曲，出现静脉曲张。一旦食管静脉丛和直肠静脉丛曲张、破裂，便会引起呕血和便血。

 案例分析

一名 62 岁女性，5 年前发现自己的双小腿后内侧有条索状结节，白天干活、行走时比较明显，夜间平卧休息消失。近期，结节增多变粗，延伸到大腿内侧，并出现小腿内侧瘙痒。到医院就诊，经医生检查，诊断为双腿大隐静脉曲张。

问题：1. 简述大、小隐静脉的起止和收集范围。

2. 大隐静脉曲张有哪些典型症状？

3. 大隐静脉曲张有哪些康复治疗方法？

（夏福友）

模块十一　淋　巴

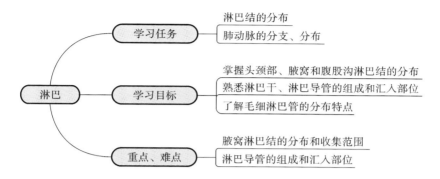

PPT

微课：淋巴结
分布

一、淋巴结的分布和收集范围

（一）头颈部淋巴结的分布和收集范围

头颈部淋巴结主要位于颈内、颈外静脉周围及头、颈交界处（图 5-35），主要包括以下几种。

（1）下颌下淋巴结：位于下颌下腺附近，收集面部及口腔的淋巴。

（2）颈外侧浅淋巴结：位于胸锁乳突肌表面，沿颈外静脉排列，收集耳后及腮腺下部等处的淋巴，其输出管注入颈外侧深淋巴结。

（3）颈外侧深淋巴结：沿颈内静脉排列，直接或间接地收集头颈部各群淋巴结的输出管，其输出管汇合成左、右颈干。

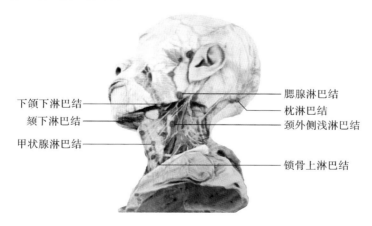

图 5-35　头颈部浅淋巴结

（二）腋窝淋巴结的分布和收集范围

腋窝淋巴结位于腋窝内，沿腋静脉及其属支排列。其收集上肢、胸前外侧壁、乳房外侧部和肩部等处的淋巴。其输出管大部分组成锁骨下干（图5-36）。

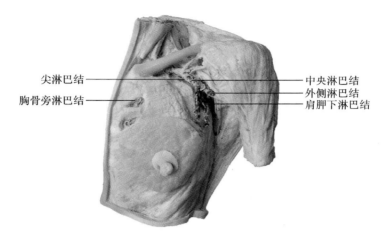

尖淋巴结
胸骨旁淋巴结
中央淋巴结
外侧淋巴结
肩胛下淋巴结

图 5-36　腋窝淋巴结

（三）腹股沟淋巴结的分布和收集范围

腹股沟淋巴结主要有腹股沟浅淋巴结（图5-37）和腹股沟深淋巴结。腹股沟浅淋巴结上组沿腹股沟韧带排列，收集腹前壁下部、臀部、会阴和外生殖器的浅淋巴管；下组排

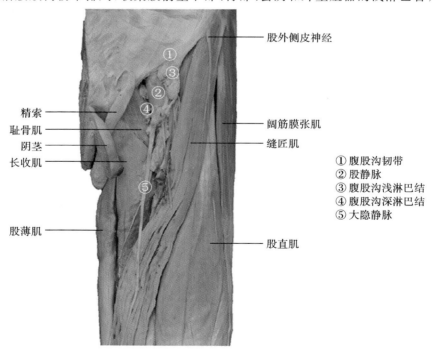

股外侧皮神经

精索
耻骨肌
阴茎
长收肌

阔筋膜张肌
缝匠肌

① 腹股沟韧带
② 股静脉
③ 腹股沟浅淋巴结
④ 腹股沟深淋巴结
⑤ 大隐静脉

股薄肌

股直肌

图 5-37　腹股沟淋巴结

列于大隐静脉末端,收集下肢除足外缘和小腿后外侧面以外的浅淋巴管。腹股沟深淋巴结位于股静脉根部周围,收集腹股沟浅淋巴结的输出管和下肢的深淋巴管。其输出管注入髂外淋巴结。

二、淋巴管道

淋巴管道可分为毛细淋巴管、淋巴管、淋巴干和淋巴导管。

微课:淋巴
管道

(一)毛细淋巴管

毛细淋巴管以盲端起始于组织间隙,相互吻合成网,管壁由一层内皮细胞构成,内皮细胞间有较大的间隙。一些不易透过毛细血管壁的大分子物质,如蛋白质、细菌和癌细胞等较易进入毛细淋巴管(图 5-38)。

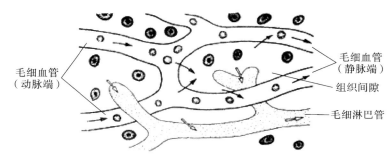

图 5-38　毛细淋巴管模式图

(二)淋巴管

淋巴管由毛细淋巴管汇合而成,管壁与静脉相似,但较薄、瓣膜丰富,外形粗细不匀,呈串珠状。淋巴管根据其位置分为浅、深两组,淋巴管在行程中通过一个或多个淋巴结,从而把淋巴细胞带入淋巴液。

(三)淋巴干

淋巴干由淋巴管多次汇合形成,全身淋巴干共有 9 条,即收集头颈部淋巴的左、右颈干;收集上肢、胸壁淋巴的左、右锁骨下干;收集胸部淋巴的左、右支气管纵隔干;收集下肢、盆部及腹腔淋巴的左、右腰干以及不成对的肠干。

(四)淋巴导管

淋巴导管包括胸导管和右淋巴导管(图 5-39)。胸导管由左、右腰干和肠干在第 1 腰椎前方汇合而成,起始部膨大称乳糜池;胸导管穿经膈肌的主动脉裂孔进入胸腔,再上行至左颈根部,最终汇入左静脉角,沿途接受左支气管纵隔干、左颈干和左锁骨下干;收集人体下半身及左侧上半身的淋巴。右淋巴导管为一短干,由右支管纵隔干、右颈干和右锁骨下干汇合而成,收集右侧上半身的淋巴,注入右静脉角。

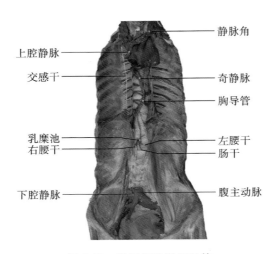

上腔静脉 —
交感干 —

静脉角
奇静脉
胸导管

乳糜池 —
右腰干 —

左腰干
肠干

下腔静脉 —

腹主动脉

图 5-39　淋巴干及淋巴导管

案例分析答案

案例分析

　　一名 19 岁女大学生,在一次体检时发现右乳有一个 0.4 cm 的结节,医生让她自己多注意观察,并进行自我触摸检查。由于学习紧张,该学生并未在意,3 个月后她感觉自己双侧的乳房明显不对称,到医院检查发现结节增大到 3 cm。经医生手术,送病理切片检查,诊断为良性乳腺纤维结节。

　　问题:1.简述乳腺周围淋巴结群的位置和收集范围。

　　2.如何进行乳腺的自我检查?

在线答题

**巩固与练习
答案**

巩固与练习

（一）填空题

　　1.心尖搏动位于左侧第＿＿＿＿＿＿肋间隙,左锁骨中线内侧＿＿＿＿＿＿cm
处。

　　2.在心的外表,分界心房和心室的标志是＿＿＿＿＿＿。

　　3.心传导系统由＿＿＿＿＿、＿＿＿＿＿、＿＿＿＿＿＿及其左、右束支等组
成。心的正常起搏点是＿＿＿＿＿,位于＿＿＿＿＿与＿＿＿＿＿的交界处。

　　4.心腔的壁可分为 3 层,由外向内依次为＿＿＿＿＿、＿＿＿＿＿和
＿＿＿＿＿。心瓣膜由＿＿＿＿＿折叠而成。

　　5.右心房上部有＿＿＿＿＿开口,下部有＿＿＿＿＿开口。右心房的出口称
＿＿＿＿＿。

　　6.右心室的入口称＿＿＿＿＿,口周围有＿＿＿＿＿附着;出口称
＿＿＿＿＿,口周围有＿＿＿＿＿附着。

　　7.左心室的入口称＿＿＿＿＿,口周围有＿＿＿＿＿附着;出口称
＿＿＿＿＿,口周围有＿＿＿＿＿附着。

　　8.营养心的动脉有＿＿＿＿＿和＿＿＿＿＿,它们均起自＿＿＿＿＿。

9.心的静脉主要经_____回流入右心房,它在右心房的开口称_____。注入冠状窦的心静脉有_____、_____和_____。

10.从主动脉弓上发出的分支自右向左依次为_____、_____和_____动脉。

11.主动脉根据行程可分为_____、_____和_____3段。

12.供应甲状腺的动脉主要有_____和_____,前者起自_____,后者起自_____。

13.颈外动脉的分支主要有_____、_____、_____和_____。

14.肱动脉在_____的内上方,_____内侧可触到搏动。

15.腹主动脉成对的脏支有_____、_____和_____。

16.腹腔干由_____动脉发出,其主要分支有_____、_____和_____。

17.肠系膜上动脉的主要分支有_____、_____、_____和_____。

18.肠系膜下动脉的分支有_____、_____和_____。

19.头臂静脉由_____与_____汇合而成,汇合处的夹角称_____。

20.下腔静脉由_____与_____汇合而成,注入_____。

21.肝门静脉由_____与_____在_____后方汇合而成。其主要的属支有_____、_____、_____、_____、_____和_____等。

22.大隐静脉起于_____的内侧,经内踝_____方上行,最后注入_____。

23.小隐静脉起自_____的外侧,经外踝_____方上行,最后注入_____。

24.毛细淋巴管以盲端起自_____。胸导管起自_____,最后注入_____。

25.汇入右淋巴导管的淋巴干有_____、_____和_____,最后注入_____。

26.乳糜池由_____、_____和_____(淋巴干)汇合而成。

27.下颌下淋巴结位于_____周围,其收集_____和_____的淋巴。

28.腹股沟浅淋巴结位于_____,可分为上、下两群,其中下群主要收集除_____和_____(部位)之外的下肢浅淋巴。

29.淋巴结具有_____、_____和_____三大功能。

(二)名词解释

1.动脉

2.心传导系统

3.颈动脉窦

4.颈动脉小球

5.静脉角

6.胸导管

7.淋巴结

(三)问答题

1.直接分布于胃的动脉有哪些？分别发自什么动脉？

2.当面部、上肢、下肢大出血时，可分别压迫哪些动脉进行止血？

3.有一肝硬化患者，晚期出现腹壁浅静脉曲张、呕血、便血等肝门静脉高压症状，试用解剖学知识对上述现象加以解释。

4.简述胸导管的起始、行程、收集范围以及注入部位。

5.试述腋窝淋巴结的组成。

（李群锋）

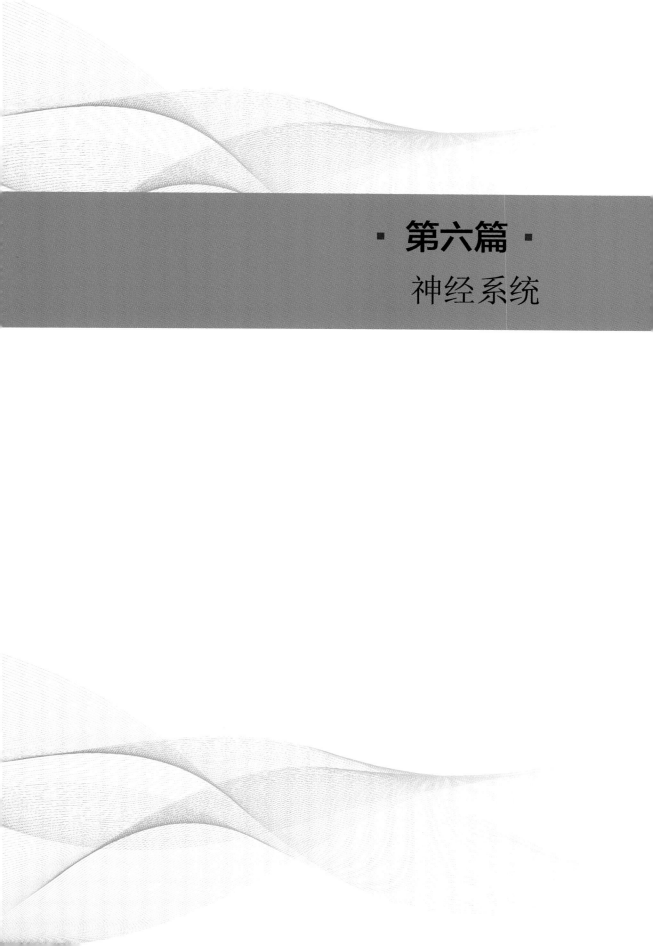

· 第六篇 ·

神经系统

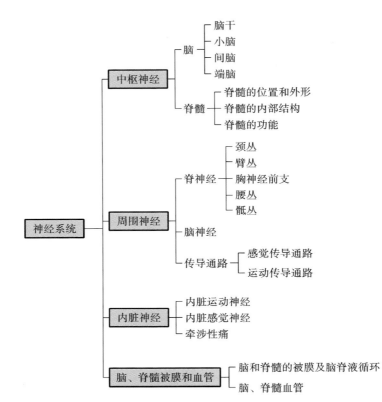

微课：神经
系统概述

模块十二　中枢神经

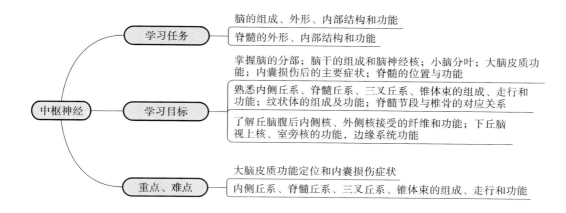

中枢神经
- 学习任务
  - 脑的组成、外形、内部结构和功能
  - 脊髓的外形、内部结构和功能
- 学习目标
  - 掌握脑的分部；脑干的组成和脑神经核；小脑分叶；大脑皮质功能；内囊损伤后的主要症状；脊髓的位置与功能
  - 熟悉内侧丘系、脊髓丘系、三叉丘系、锥体束的组成、走行和功能；纹状体的组成及功能；脊髓节段与椎骨的对应关系
  - 了解丘脑腹后内侧核、外侧核接受的纤维和功能；下丘脑视上核、室旁核的功能，边缘系统功能
- 重点、难点
  - 大脑皮质功能定位和内囊损伤症状
  - 内侧丘系、脊髓丘系、三叉丘系、锥体束的组成、走行和功能

▐ 任务一　脑 ▐

一、脑干

脑干(brain stem)位于脊髓和间脑之间。自下而上由延髓、脑桥和中脑三个部分组成。脑桥与延髓的腹侧与枕骨基底部斜坡相邻,背面与小脑相连。延髓、脑桥和小脑之间围成的室腔为第四脑室。其向上经中脑水管与第三脑室相通,向下与延髓和脊髓中央管相续。脑干上表面附有第Ⅲ～Ⅻ对脑神经根。

(一)脑干的外形

1.脑干的腹侧面　见图 6-1。

(1)延髓(medulla oblongata):其外形似倒置的圆锥体,下端以第 1 颈神经最上根丝(约平枕骨大孔处)与脊髓相续,上端借延髓脑桥沟与脑桥为界。腹侧面有前正中裂,其两侧的纵行隆起为锥体,主要由大脑皮质发出的下行的皮质脊髓束纤维构成。在锥体的下端,大部分纤维交叉到对侧,形成发辫状的锥体交叉。锥体上部背外侧的卵圆形隆起称橄榄,内含下橄榄核。锥体和橄榄之间的前外侧沟中有舌下神经根丝出脑。在橄榄背外侧的后外侧沟内,自上而下依次有舌咽神经、迷走神经和副神经的根丝附着。

(2)脑桥(pons):腹侧面宽阔隆起,称脑桥基底部,主要由大量的横行纤维和部分纵行纤维构成。其正中有纵行浅沟,称基底沟,内有基底动脉。基底部向外后逐渐变窄形成小脑中脚。两者交界处连有三叉神经根。延髓脑桥沟内自中线向外侧依次连有展神经、面神经和前庭蜗神经根。在延髓脑桥沟的外侧端,延髓、脑桥和小脑的结合处,临床上称为脑桥小脑三角,面神经根和前庭蜗神经根恰位于此处。发生于此处的肿瘤,易产

PPT

微课:脑干的
外形

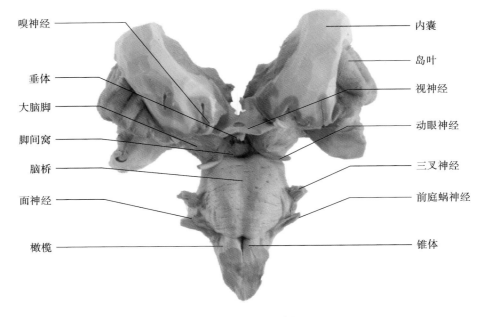

图 6-1　脑干的外形(腹侧面)

生累及这些脑神经和小脑的各种临床症状。

(3)中脑(midbrain)：上界为间脑的视束,下界为脑桥上缘。两侧各有一粗大的纵行柱状隆起,称大脑脚。主要由大量大脑皮质发出的下行纤维构成。两侧大脑脚之间的凹陷为脚间窝,其底部有许多小血管出入。大脑脚的内侧有动眼神经出脑。

2.脑干的背侧面　见图 6-2。

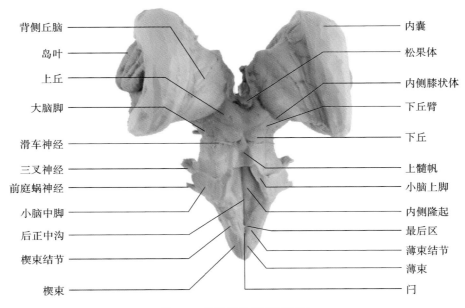

图 6-2　脑干的外形(背侧面)

（1）延髓：背侧面可分为上、下两部，上部形成菱形窝的下半部；下部形似脊髓，在后正中沟的两侧各有两个膨大，内侧者为薄束结节，外上者为楔束结节，二者与脊髓的薄束、楔束相延续，其深面分别含有薄束核和楔束核，它们是薄束、楔束的终止核。延髓的后上方为小脑。

（2）脑桥：背侧面形成菱形窝的上半部，此处窝的外上界为左、右小脑上脚。两脚间夹有薄层白质板，称上髓帆，参与构成第四脑室顶。脑桥与中脑的移行部缩窄，称菱脑峡。

（3）中脑：背侧面为四叠体，由上、下两对圆形的隆起构成，分别称上丘和下丘，其深面分别有上丘灰质和下丘核，是视觉和听觉反射中枢。在上、下丘的外侧，各自向外上方伸出一条长的隆起，称上丘臂和下丘臂，分别连于间脑的外侧膝状体和内侧膝状体。在中脑背侧有滑车神经根出脑，它是唯一自脑干背侧面出脑的脑神经。

（4）菱形窝（rhomboid fossa）：第四脑室底，菱形窝下界为薄束结节、楔束结节、小脑下脚。上界为小脑上脚。两侧角为第四脑室外侧隐窝。此窝的正中线上有纵贯全长的正中沟，外侧各有一大致与其平行的纵行界沟。界沟外侧呈三角形，称前庭区，深方有前庭神经核。前庭区的外侧角有一小隆起，称听结节，内藏蜗背侧核。正中沟与界沟之间的内侧区称为内侧隆起，髓纹下方可见两个小的三角形区域，内上者为舌下神经三角，内藏舌下神经核；外下者为迷走神经三角，内含迷走神经背核。

3. 第四脑室（fourth ventricle） 位于脑桥、延髓和小脑之间，呈四棱锥形。其底为菱形窝，两侧角为外侧隐窝，顶朝向小脑蚓。前上部由两侧小脑上脚及薄层白质板上髓帆构成，后下部由第四脑室脉络组织及下髓帆形成。第四脑室脉络组织由一层上皮性室管膜以及外面覆盖的软膜和血管共同构成。脉络组织内的部分血管反复分支，相互缠绕成丛状突入室腔成为第四脑室脉络丛，产生脑脊液。第四脑室向上经中脑导水管连通第三脑室，向下续为延髓下部和脊髓的中央管，并借脉络组织上的正中孔和左、右外侧孔与蛛网膜下隙相通。

（二）脑干的内部结构

脑干的内部结构由灰质、白质和网状结构构成，其灰质部分呈分散的、大小不一的团块状或短柱状聚集的细胞核团，称神经核。根据这些神经核与脑神经有无直接联系，可将其分为脑神经核和非脑神经核。

微课：脑干的
内部结构

1. 脑神经核 第Ⅲ～Ⅻ对脑神经均自脑干出入（图 6-3）。因此，与这些脑神经相关的核团都位于脑干内。脑神经核按其性质分为 7 种：一般躯体运动核、特殊内脏运动核、一般内脏运动核、一般内脏感觉核、特殊内脏感觉核、一般躯体感觉核及特殊躯体感觉核。

（1）一般躯体运动核：共 4 对，脊髓前角运动核，自上而下依次为动眼神经核、滑车神经核、展神经核和舌下神经核，紧靠中线两侧分布。它们发出一般躯体运动纤维，支配眼外肌和舌肌的随意运动。

（2）特殊内脏运动核：共 4 对，位于一般躯体运动核腹外侧的网状结构内。自上而下依次为三叉神经运动核、面神经核、疑核和副神经核。它们发出特殊内脏运动纤维，支配表情肌、咀嚼肌、咽喉肌以及胸锁乳突肌和斜方肌的随意运动。

（3）一般内脏运动核：共 4 对，相当于脊髓的骶副交感核。包括动眼神经副核、上泌涎核、下泌涎核和迷走神经背核。它们发出一般内脏运动（副交感）纤维，支配头、颈、胸、腹部平滑肌运动，心肌的收缩以及腺体的分泌。

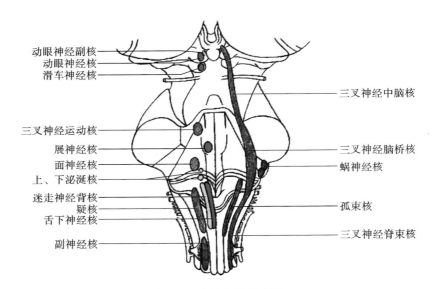

动眼神经副核
动眼神经核
滑车神经核

三叉神经中脑核

三叉神经运动核
展神经核
面神经核
上、下泌涎核
迷走神经背核
疑核
舌下神经核
副神经核

三叉神经脑桥核
蜗神经核
孤束核
三叉神经脊束核

图 6-3　脑神经核模式图

（4）一般内脏感觉核：仅 1 对，即孤束核下部，相当于脊髓的中间内侧核。接受来自内脏器官和心血管的一般内脏感觉纤维传递的信息。

（5）特殊内脏感觉核：孤束核上部，接受来自味蕾的味觉传入纤维。

（6）一般躯体感觉核：3 对，即三叉神经中脑核、三叉神经脑桥核和三叉神经脊束核，接受来自头面部皮肤和口、鼻黏膜的一般躯体感觉冲动。

（7）特殊躯体感觉核：2 对，即前庭神经核和蜗神经核，分别接受来自内耳的平衡觉和听觉纤维。

2. 非脑神经核

（1）薄束核（gracile nucleus）与楔束核（cuneate nucleus）：分别位于薄束结节和楔束结节的深面。薄束和楔束的纤维分别终止于这两个核团。此两个核团发出的纤维在延髓中下部向腹侧绕过中央灰质外侧形成内弓状纤维，交叉至对侧，形成内侧丘系交叉。因此，薄束核、楔束核是向脑的高级中枢传递躯干、四肢意识性本体感觉和精细触觉冲动的中继核团。

（2）红核（red nucleus）（图 6-4）：位于中脑上丘高度的被盖中央部，黑质的背内侧，呈卵圆柱状，从上丘下界向上插入间脑尾部。在功能上，红核参与躯体运动的调节。

（3）黑质（substantia nigra）：位于中脑被盖和大脑脚底之间，延长于中脑全长，是脑内合成多巴胺的主要场所。帕金森（Parkinson）病是由黑质病变，导致体内多巴胺水平降低所致。患者表现为肌肉强直、运动受限和减少并出现震颤。

3. 脑干上、下行纤维束

1）上行纤维束

（1）内侧丘系（medial lemniscus）：由对侧薄束核和楔束核发出的二级感觉纤维，经内侧丘系交叉后形成，向上经脑干终止于丘脑腹后外侧核。内侧丘系传递对侧躯干和上、下肢的意识性本体感觉和精细触觉。

（2）脊髓丘脑束（spinothalamic tract）：脊髓丘脑侧束和脊髓丘脑前束的延续，两者

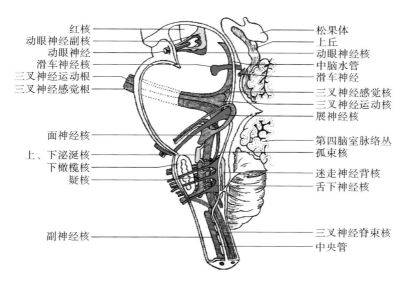

图 6-4　非脑神经核模式图

左侧标注（从上到下）：红核、动眼神经副核、动眼神经、滑车神经核、三叉神经运动根、三叉神经感觉根、面神经核、上、下泌涎核、下橄榄核、疑核、副神经核

右侧标注（从上到下）：松果体、上丘、动眼神经核、中脑水管、滑车神经、三叉神经感觉核、三叉神经运动核、展神经核、第四脑室脉络丛、孤束核、迷走神经背核、舌下神经核、三叉神经脊束核、中央管

在脑干内逐渐靠近,又称脊髓丘系。其终止于丘脑腹后外侧核,传递对侧躯干、四肢的痛、温觉和粗略触压觉。

(3)三叉丘脑束(trigeminothalamic tract):又称三叉丘系(trigeminal lemniscus),由对侧三叉神经脊束核和双侧三叉神经脑桥核(主要为对侧)发出的二级感觉纤维组成。该束传导对侧头面部皮肤、牙及口、鼻黏膜的痛、温觉,也传递双侧同区域的触压觉。

(4)外侧丘系(lateral lemniscus):主要由双侧蜗神经核发出的二级听觉纤维组成,还有双侧上橄榄核发出的三级听觉纤维加入。小部分纤维不交叉,加入同侧外侧丘系。一侧外侧丘系传导双侧耳的听觉冲动。

2)下行纤维束

锥体束(pyramidal tract)是大脑皮质锥体细胞发出的轴突组成的下行传导束,主要由大脑皮质中央前回及旁中央小叶前部纤维构成。该束经过端脑的内囊进入脑干的腹侧部,依次穿过中脑的大脑脚底中 3/5、脑桥基底部和延髓的锥体。锥体束由皮质核束(又称皮质延髓束)和皮质脊髓束两部分构成。皮质脊髓束在延髓锥体的下端,经过锥体交叉,形成本侧半脊髓的皮质脊髓前束和对侧半脊髓的皮质脊髓侧束,分别终止于双侧和同侧脊髓前角运动神经元。

4.脑干网状结构　在脑干内,除了明显的脑神经核、中继核和长的纤维束外,尚有神经纤维纵横交织成网状,其间散在有大小不等的神经核的结构,称脑干网状结构。网状结构在进化上比较古老,功能十分复杂,参与觉醒、睡眠的周期节律,中枢内上、下行信息的整合,躯体和内脏各种感觉和运动功能的调节,并与脑的学习、记忆等高级功能有关。

(代世嗣)

二、小脑(cerebellum)

小脑位于颅后窝,借上、中、下 3 对小脑脚分别与中脑、脑桥和延髓相连,借大脑横裂和小脑幕与大脑分隔。小脑两侧的膨大为小脑半球(cerebellar hemisphere),中间部狭窄为小脑蚓(cerebellar vermis),小脑蚓的上面略高出小脑半球之上,下面凹陷于半球之间,从前向后依次为小结(nodule)、蚓垂(uvula of vermis)、蚓锥体(pyramid of vermis)和蚓结节(tuber of vermis),小结向两侧借极薄的绒球脚(peduncle of flocculus)与绒球(flocculus)相连(图 6-5、图 6-6)。

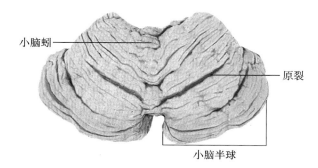

图 6-5　小脑的外形(上面)

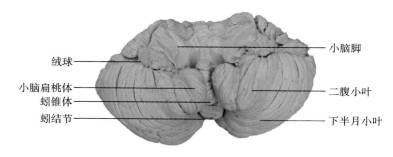

图 6-6　小脑的外形(前面观)

小脑上面稍平坦,其前、后缘凹陷,下面膨隆,在小脑半球下面的前内侧面近枕骨大孔处的膨大部分为小脑扁桃体(tonsil of cerebellum),当颅内压增高时,小脑扁桃体有可能被挤压入枕骨大孔,形成枕骨大孔疝(或称为小脑扁桃体疝),压迫延髓内的呼吸中枢和心血管活动中枢,危及生命。

(一)分叶与分区

1. 分叶　小脑表面有许多相互平行的浅沟,将其分为许多横行的小脑叶片。小脑上面前、中 1/3 交界处有一略呈 V 形的深沟,称为原裂(primary fissure);小脑下面绒球和小结的后方有一深沟,为后外侧裂;原裂和后外侧裂于小脑表面几乎形成一个环,环的前上部分为小脑前叶,后下部分为小脑后叶,占据后外侧裂的绒球、绒球脚和小结,称为绒球小结叶(flocculonodular lobe)。

2. 功能分区　小脑的分区与小脑的种系发生密切相关。绒球小结叶在进化上出现最早,构成原小脑(archicerebellum),因其纤维联系及功能与前庭密切相关,又称前庭小脑（vestibulocerebellum）。小脑体蚓部和中间部在进化上出现较晚，共同组成旧小脑（paleocerebellum），因其主要接受来自脊髓的信息，又称脊髓小脑（spinocerebellum）。小脑体的外侧部在进化中出现最晚，构成新小脑（neocerebellum），因其与大脑皮质同步发展，又称大脑小脑（cerebrocerebellum）。

（二）小脑的纤维联系和功能

1. 前庭小脑（原小脑）　前庭小脑主要接受前庭神经初级平衡觉纤维和前庭神经核经小脑下脚的传入纤维，传出纤维经顶核中继或直接经小脑下脚投射到前庭神经核和网状结构，通过前庭脊髓束和内侧纵束至脊髓前角运动细胞和脑干的眼外肌运动核，调控躯干肌的运动，维持身体平衡，协调眼球运动。

前庭小脑损伤主要表现为平衡失调（步态不稳）和眼球震颤，如果与语言有关的肌群受累，则吐字不清，患者躺下或得到支撑时，肢体的单独运动则不受影响。

2. 脊髓小脑（旧小脑）　脊髓小脑主要接受脊髓小脑前、后束经小脑上、下脚传入的本体感觉冲动，其传出纤维主要投射至顶核和中间核，中继后投射到前庭神经核、脑干网状结构和红核，再经前庭脊髓束、网状脊髓束以及红核脊髓束止于脊髓灰质前角运动细胞，以调节肌张力。

脊髓小脑损伤主要表现为肌张力低下，深反射减低，肌力减弱，容易疲劳。

3. 大脑小脑（新小脑）　大脑小脑主要接受对侧脑桥核发出的纤维，经小脑中脚到达新小脑皮质，由小脑半球外侧部皮质发出的纤维至齿状核，中继后经小脑上脚投射至对侧红核小细胞部（再投射到下橄榄核）和背侧丘脑腹外侧核，由腹外侧核再投射到大脑皮质运动区，修正大脑皮质运动区起始神经元的活动。后经皮质脊髓束调控上、下肢精确运动的计划和协调上、下肢的精确运动。

大脑小脑损伤主要表现为共济失调（辨距不良、轮替运动困难），运动性震颤（又称意识性震颤），肌张力减弱。

（曹妍群）

三、间脑

微课：间脑

间脑（diencephalon）位于中脑与端脑之间，两侧和背面被大脑半球掩盖，仅腹侧的视交叉、灰结节、漏斗、垂体、乳头体等露于脑底。间脑内的狭窄腔隙称第三脑室，其前借室间孔连通侧脑室，后借中脑水管与第四脑室相通。间脑分为背侧丘脑、后丘脑、上丘脑、底丘脑和下丘脑五个部分（图 6-7）。

（一）背侧丘脑

背侧丘脑（dorsal thalamus）又称丘脑，由一对卵圆形的灰质团块组成，两侧丘脑借丘脑间黏合相连。其窄而突的前端称前结节，膨大的后端称丘脑枕。其内侧面有下丘脑沟，是丘脑与下丘脑的分界线。其外侧面连接内囊，背面和内侧面游离。丘脑被一 Y 形的内髓板分成三个核群，分别是前核群、内侧核群和外侧核群。其外侧核群分为背侧和腹侧两层，背侧层从前向后分为外侧背核、外侧后核和枕核，腹侧层由前向后又分为腹前核、腹中间核（又称腹外侧核）和腹后核，腹后核分为腹后内侧核和腹后外侧核。在

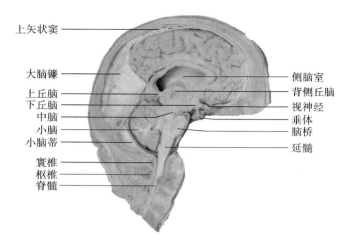

图 6-7　间脑（矢状面）

丘脑内侧面、第三脑室侧壁上的薄层灰质以及丘脑间黏合内的核团,合称中线核。内髓板内有板内核。在外侧核群与内囊之间的薄层灰质称网状核。

1. 非特异性投射核团(古丘脑)　丘脑内较古老的部分,包括中线核、板内核和网状核。古丘脑主要接受嗅脑、脑干网状结构的传入纤维,传出纤维弥散地投射到大脑皮质的广泛区域,维持机体的觉醒状态。古丘脑也与下丘脑和纹状体等结构有往返神经纤维。

2. 特异性中继核团　丘脑较新的部分,是脊髓或脑干等特异性投射系统的转接核,包括腹前核、腹外侧核和腹后核。腹前核和腹外侧核与躯体运动调节有关;腹后核是躯体感觉传到的中继核,腹后内侧核接受三叉丘系和孤束核发出的味觉纤维,发出的纤维参与组成丘脑中央辐射,传导头面部的感觉和味觉冲动;腹后外侧核接受内侧丘系和脊髓丘系的纤维,发出的纤维参与组成丘脑中央辐射,传导躯干和四肢的浅、深感觉冲动。

3. 联络性核团　丘脑内最新的部分,包括前核、内侧核和外侧核的背侧层,其功能与情感、学习、记忆等高级神经活动有关。

(二)后丘脑

后丘脑(metathalamus)位于丘脑的后下方,由内侧膝状体和外侧膝状体组成。内侧膝状体接受下丘发出的听觉纤维,是听觉传导路的中继站,发出的纤维组成听辐射,投射到颞叶的听觉中枢。外侧膝状体接受视束的纤维,是视觉传导路的中继站,发出的纤维组成视辐射,投射到枕叶的视觉中枢。

(三)上丘脑

上丘脑(epithalamus)位于第三脑室顶后部的周围,包括丘脑髓纹、缰三角、缰连合、松果体和后连合。丘脑髓纹向后延伸止于缰三角,左、右缰三角之间为缰连合,缰连合的后方连接松果体。松果体能分泌褪黑素,调节机体昼夜节律的变化,也可间接抑制性器官的发育。

(四)底丘脑

底丘脑(subthalamus)是间脑与中脑的过渡区,又称腹侧丘脑,位于丘脑与内囊下部之间,主要结构包括底丘脑核和未定带。底丘脑核通过底丘脑束与苍白球相连,底丘脑核有抑制苍白球的作用,一侧病变,可导致半身颤搐。未定带是中脑网状结构头端的延续,向外侧过渡到丘脑网状核。

（五）下丘脑

下丘脑(hypothalamus)（图 6-8）位于丘脑前下方,构成第三脑室下壁和侧壁的下部,后上方借下丘脑沟与丘脑为界。从脑底面观察,终板和视交叉居前,向后依次为视束、灰结节和乳头体。灰结节向前下延续形成中空的漏斗,灰结节与漏斗移行部的上端膨大称正中隆起,漏斗下端与垂体相连。

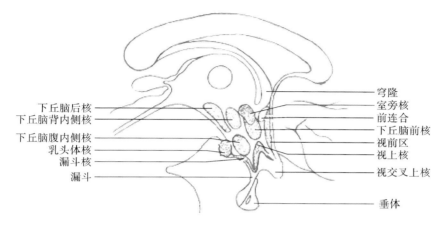

图 6-8　下丘脑核团示意图

下丘脑的主要核团有视交叉上核、室旁核、视上核、漏斗核、下丘脑背内侧核、下丘脑腹内侧核、乳头体核、下丘脑后核。视上核和室旁核合成分泌抗利尿激素和催产素,两种激素经视上垂体束输送到神经垂体并储存,需要时,释放入血液。

下丘脑的功能:下丘脑既是神经-内分泌的调控中心,又是内脏活动的高级中枢。

(1)神经-内分泌调节:下丘脑通过功能性轴系,将神经调节和激素调节融为一体。功能性轴系主要包括下丘脑-垂体-甲状腺轴系、下丘脑-垂体-性腺轴系和下丘脑-垂体-肾上腺轴系。

(2)自主神经调节:下丘脑是调节交感和副交感活动的主要皮质下中枢。下丘脑前区内侧使副交感神经系统兴奋,下丘脑后区外侧使交感神经系统兴奋。

(3)体温调节:下丘脑前区有热敏神经元,若体温升高,会启动机体的散热机制,此区损坏,可导致高热;下丘脑后区有冷敏神经元,若体温下降,会启动产热机制,此区损坏,可导致变温症(体温随环境改变)。

(4)摄食行为的调节:下丘脑腹内侧核为机体的饱食中枢,此核损坏,可导致过度饮食而肥胖;下丘脑外侧部为机体的摄食中枢,此区损坏,可导致厌食而消瘦。

(5)昼夜节律的调节:下丘脑的视交叉上核接受来自视网膜的传入,通过下丘脑的下行通路到达脊髓的交感神经低级中枢,再经交感神经颈上神经节的节后纤维随颈内动脉的分支到达上丘脑的松果体控制褪黑素的分泌,调节机体昼夜节律的变化。

(6)情绪活动的调节:下丘脑还参与情感、学习、记忆等脑的高级神经活动。

（吴宣忠）

四、端脑

端脑（telencephalon）一般通称大脑，由左、右两半球组成，每侧半球分为上外侧面、内侧面和下面（底面）三个面。人类大脑半球高度发展，遮盖了间脑和中脑，并把小脑推向后下方（图6-9）。

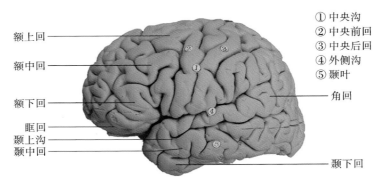

额上回

额中回

额下回

眶回
颞上沟
颞中回

① 中央沟
② 中央前回
③ 中央后回
④ 外侧沟
⑤ 颞叶

角回

颞下回

图6-9　大脑外形及分叶

大脑半球表面的灰质称大脑皮质（cerebral cortex），其深部的白质称大脑髓质，大脑髓质深部近端脑底部有一些较大而形状不规则的灰质团块，称为基底核（basal nuclei）。大脑半球内部的不规则腔隙，称为侧脑室（lateral ventricle）。

（一）大脑半球的外形和分叶

1.大脑半球的外形　整个大脑被中间纵行的大脑纵裂分为左、右两半球，大脑纵裂底部有胼胝体（corpus callosum）连接；两半球和小脑之间的水平裂隙称大脑横裂。大脑半球表面凹凸不平。在发育过程中，发育较慢的部分凹陷到深处形成大脑沟（或裂），发育较快的部分露在表面，从而逐渐形成沟与沟之间隆起的脑回。每侧大脑半球被其表面的3条恒定的沟分为5个叶。3个是外侧沟、中央沟、顶枕沟。

（1）外侧沟：位于大脑半球上外侧面，起于大脑半球下面，由前下斜向后上，至上外侧面。

（2）中央沟：位于大脑半球上外侧面，起于大脑半球上缘中点稍后方，斜向前下方，下端与外侧沟仅隔一脑回，上端延伸至大脑半球内侧面。

（3）顶枕沟：位于大脑半球内侧面后部，自胼胝体后端的距状沟起，斜行向后上方，并转至上外侧面。

2.大脑半球的分叶

（1）额叶：外侧沟上方、中央沟以前的部分。

（2）顶叶：外侧沟的上方，中央沟与顶枕沟之间的部分。

（3）颞叶：外侧沟以下的部分。

（4）枕叶：顶枕沟以后的部分。

（5）岛叶：位于外侧沟底部深面，被额叶、顶叶、颞叶所掩盖。

（二）大脑的内部结构

1.大脑皮质

1）大脑皮质的结构与分区　大脑皮质是覆盖在大脑表面的灰质，由近百亿个神经元和神经胶质细胞、神经纤维构成。大脑皮质神经元之间、大脑皮质与皮质下中枢之间有极为复杂的联系。大脑皮质不仅对进入皮质的各种冲动进行分析，而且做出反应，具有高度的分析和综合能力，从而构成高级神经活动的物质基础，是神经系统发育最复杂和最完善的部位。

人类的大脑皮质重约 600 g，占大脑重量的 60％，面积可达 2200 cm²，有 1/3 露于表面，2/3 深藏于沟裂的底和壁上。人类的大脑皮质按形态及功能的不同可分为古皮质、旧皮质和新皮质。在组织结构上，古皮质、旧皮质仅具 3 层细胞结构，新皮质则一般具有 6 层细胞。但由于各部位的功能不同，不同部位各层的薄厚、纤维的疏密、细胞的分布存在一定的差异（如中央前回厚达 4.5 mm，而枕叶的视区仅厚 1.5 mm），一般为 2.5 mm。根据皮质细胞的构筑和纤维的分布特点，可将皮质分为若干区。目前常用的 Brodmann 分区法，将人的大脑皮质分为 52 个区，如运动中枢为 4、6 区，感觉中枢为 3、1、2 区等（图 6-10）。

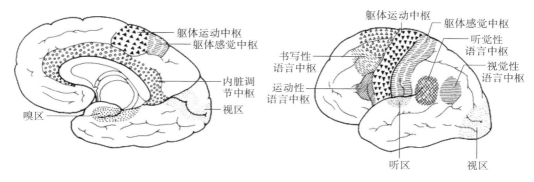

图 6-10 大脑皮质的功能定位

2）大脑皮质的功能定位　在人类长期的进化和实践活动中，在大脑皮质的某些区域逐渐形成了接受某一特定刺激并完成相应反射活动的功能区，称为大脑皮质的功能定位区（中枢）。但这些中枢只是执行某种功能的核心部位，皮质的其他部位也有类似的功能。当某一脑区损伤，其他有关脑区可在一定程度上代偿其功能。因此，大脑皮质功能定位的概念是相对的。大脑皮质的主要功能分区如下（图 6-10）。

（1）躯体感觉中枢：位于中央后回和中央旁小叶后部，接受来自同侧的丘脑腹后核传来的对侧半身的感觉，形成一个头在下、脚在上的倒立人形投影区，但头面部的投影仍然是正的。各感觉区在该区的投影范围大小不一。

（2）躯体运动中枢：位于中央前回和中央旁小叶前部，是控制骨骼肌随意运动的最高中枢。一侧运动中枢支配对侧肢体的运动，但眼球外肌、咽喉肌、咀嚼肌等联合运动有关的肌则受两侧运动中枢支配。其所管理的部位投影和范围大小与躯体感觉中枢相似。

综上所述，可见躯体的感觉和运动在相应的投影区具有交叉性、倒置性和功能性等特点。

①交叉性：一侧中央前、后回管理对侧半身的运动或感觉功能。

②倒置性：躯体感觉或运动在投射区形成一个倒立的人形，即头面部在投影区下部，上肢和躯干在中部，下肢则在上部和中央旁小叶，但头面部的投影是正的。

③功能性：人体各部位在皮质投影区的大小取决于其功能，而与其形体大小无关。

凡是运动或感觉越灵敏复杂的部位(如手和舌),其在投影区所占的范围越大。

(3)视区:又称纹区,位于距状沟上、下两侧的枕叶皮质,即上方的楔叶和下方的舌回上。

(4)听区:位于颞横回,接受来自内侧膝状体的听辐射纤维。

(5)语言区:语言功能是人类特有的,语言和文字是表达思维活动的较完善的方式之一,包括理解别人所说的话和写或印出来的文字,并以说或写的方式来表达自己的意见和思维。语言中枢常在一侧半球发展,则该半球为优势半球,而另一侧为非优势半球。非优势半球主要感知非语言信息,如音乐、图形、情绪和时空等概念。一般善用右手者的左侧半球为优势半球,善用左手者则优势半球为右侧半球。左、右大脑半球各有优势,它们互相协调和配合,完成各种高级神经精神活动。在优势半球内有4种语言中枢。

①运动性语言中枢(说话中枢):位于额下回后部。此区受损,患者虽能发音,能理解别人说话的意思,但丧失了说话能力,临床上称为运动性失语症。

②书写性语言中枢(书写中枢):位于额中回的后部。此区受损,虽然手部及全身的运动功能无障碍,但丧失了写字、绘图等精细动作的功能,临床上称为失写症。

③听觉性语言中枢(感觉性语言中枢):位于颞上回后部。此区损伤,患者听觉无障碍,也有说话能力,但不理解别人讲话的意思,也不能理解自己讲话的意思,临床上称为感觉性失语症。

④视觉性语言中枢(阅读中枢):位于角回。此区受损,患者视觉虽无障碍,但丧失了识字及阅读能力,不能理解文字符号的意义,称为失读症。

(6)内脏调节中枢:位于皮质边缘叶,是自主神经功能调节的高级中枢。

除上述的特定功能中枢外,大脑皮质还广泛存在其他脑区。由于大脑皮质是一个统一的整体,各中枢既有各自的特点,又相互联系和制约,从而对各种信息进行加工、整合,共同完成更复杂和高级的神经精神活动。

2. 大脑髓质　大脑髓质主要由大量的神经纤维组成。大脑髓质神经根据行经和联系分为以下三类(图6-11)。

微课:大脑的
内部结构——
大脑髓质

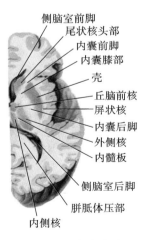

侧脑室前脚
尾状核头部
内囊前脚
内囊膝部
壳
丘脑前核
屏状核
内囊后脚
外侧核
内髓板
侧脑室后脚
胼胝体压部
内侧核

图6-11　大脑髓质

(1)连合纤维:连接左、右半球新皮质之间的横行纤维,主要有胼胝体、前连合和穹隆连合等。胼胝体(corpus callosum)是最大的连合纤维,位于大脑纵裂的底部,是由连接左、右半球皮质纤维束所构成的白质板。在正中矢状切面上呈钩形,自前向后可分为嘴、膝、干、压四个部分。在胼胝体上部的水平切面上,可见其纤维在半球内向各方向呈放射状排列。

(2)联络纤维:连于同侧半球内各部分皮质之间,包括联络相邻脑回的短纤维和联络同侧半球各叶的长纤维。

(3)投射纤维:连于大脑皮质和脑干、脊髓等皮质下结构的上、下行纤维。

投射纤维在丘脑、尾状核与豆状核之间通过时形成的白质区称为内囊(internal capsule)。在大脑半球的水平切面上,两侧的内囊各呈开口向外、尖端向内的"＞＜"字形,分为内囊前肢、内囊膝和内囊后肢三部分。内囊前肢伸向前外,位于豆状核与尾状核之间,主要有大脑额叶到脑桥核的额桥束和丘脑到额叶的丘脑前辐射通过。内囊后肢伸向后外,位于豆状核与丘脑之间,通过的投射纤维较多,包括皮质脊髓束、皮质红核束、丘脑中央辐射、顶枕颞桥束、视辐射和听辐射等。前、后肢汇合处的钝角为内囊膝,有皮质核束通过。在内囊后肢的后方还有分别来自内、外侧膝状体的听辐射和视辐射的纤维通过。

由于内囊比较狭小,又是上、下行纤维束通过的交通要道,在该处脑血管病变(如脑出血或脑血栓)时常可累及一侧内囊,出现相应的临床症状。典型表现为"三偏"症状,即偏身感觉障碍(丘脑中央辐射受损)、对侧偏瘫(皮质脊髓束、皮质核束损伤)和双眼视野同向偏盲(视辐射受损)。

3.基底核 大脑白质深部、靠近大脑底部的灰质团块(图 6-12)。主要有尾状核、豆状核、杏仁体和屏状核等。

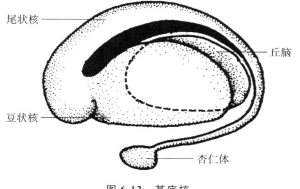

图 6-12 基底核

(1)尾状核:呈 C 形,走行与侧脑室一致,分头、体、尾三部分,围绕在豆状核和丘脑上方,尾部与杏仁体相连。

(2)豆状核:位于岛叶深部,内囊的外侧。豆状核在水平切面上呈底向外、尖向内的三角形,核内被两个白质板分隔成三部分,外侧部最大,称壳;内侧两部分新鲜时呈白色,合称苍白球。

豆状核与尾状核合称纹状体(corpus striatum)。苍白球又称旧纹状体,尾状核和壳称新纹状体。纹状体在功能上属于锥体外系皮质下中枢的重要结构,是参与躯体运

（3）屏状核：位于岛叶皮质与壳之间，为一薄层灰质，功能尚不清楚。

（4）杏仁体：位于侧脑室下角前端的上方，海马旁回钩的深面，与尾状核的尾部相连，属边缘系统。

4.侧脑室 侧脑室是大脑半球内不规则的腔隙，左、右各一，可分为中央部、前角、后角和下角四部分。内含透明的脑脊液，向前内侧经室间孔与第三脑室相通。

（三）边缘系统

在大脑半球内侧面，围绕在胼胝体的周边的扣带回、海马旁回和海马旁回钩，与海马和齿状回一起共同组成边缘叶（limbic lobe）。边缘叶与其附近的皮质以及杏仁体、下丘脑、丘脑前核群等皮质下结构在结构和功能上都有着密切的联系，从而共同构成一个完整的形态及功能系统，称为边缘系统（limbic system）。功能较为复杂，与内脏活动、记忆、情绪和性活动等功能有关。

（王灿彪）

微课：边缘
系统

任务二 脊 髓

PPT

微课：脊髓的
位置和外形

一、脊髓的位置和外形

脊髓（spinal cord）是中枢神经系统的低级部分，位于椎管内，上端在枕骨大孔处与延髓相连，下端在成人平第1腰椎下缘，新生儿约平第3腰椎下缘。故临床上腰椎穿刺常选择在第3～4腰椎或第4～5腰椎棘突之间进行，不至于损伤脊髓。

脊髓呈前后略扁的圆柱形，长40～45 cm，全长有两处膨大部，上部称颈膨大，下部称腰骶膨大。脊髓末端变细呈圆锥状，称脊髓圆锥（conus medullaris），其向下延续的细丝，称终丝，为软脊膜向下形成的结缔组织束止于尾骨，起固定脊髓作用。在脊髓圆锥下方，腰、骶、尾神经根围绕终丝形成马尾（图6-13）。

脊髓表面有六条纵行的沟裂。前面正中的深沟为前正中裂；后面正中的浅沟为后正中沟。在脊髓的两侧，还有左、右对称的前外侧沟和后外侧沟。

脊髓两侧连有31对脊神经，与每1对脊神经相连的一段脊髓，称1个脊髓节段。因此，脊髓有31个节段，即颈段8节、胸段12节、腰段5节、骶段5节和尾段1节。

二、脊髓的内部结构

微课：脊髓的
内部结构

脊髓主要由中央的灰质和外周的白质构成。在横切面上，中央有一小管，称中央管（上通第四脑室，内为脑脊液），中央管周围可见到呈蝴蝶形或H形的灰质，灰质的周围为白质（图6-14）。

（一）灰质

灰质纵贯脊髓全长，每一侧灰质前部粗大的突起称前角（柱），后部狭细的突起称后

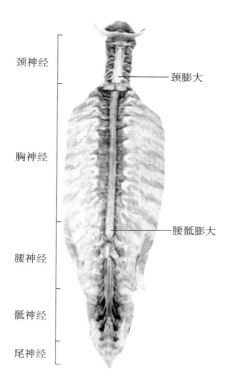

颈神经

颈膨大

胸神经

腰骶膨大

腰神经

骶神经

尾神经

图 6-13 脊髓的外形与脊髓节段

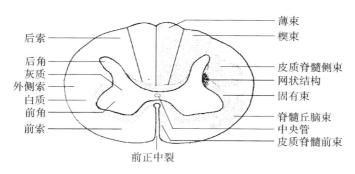

后索
后角
灰质
外侧索
白质
前角
前索

薄束
楔束
皮质脊髓侧束
网状结构
固有束
脊髓丘脑束
中央管
皮质脊髓前束

前正中裂

图 6-14 脊髓内部结构模式图

角(柱)。前角主要由运动神经元的胞体构成,后角主要由联络神经元的胞体构成。在脊髓的第 1 胸节至第 3 腰节的前、后角之间还有向外侧突出的侧角(柱),内含交感神经元,是交感神经的低级中枢;此外,在脊髓的第 2～4 骶节相当于侧角的部位还有副交感神经元聚集,称骶副交感核,是副交感神经的低级中枢。

(二)白质

白质位于灰质的周围,每侧白质又被脊髓的纵沟分为三个索。前正中裂和前外侧沟之间,称前索;后正中沟和后外侧沟之间,称后索;前、后外侧沟之间,称外侧索。各索主要由传导神经冲动的上、下行纤维束及少量脊髓固有纤维构成。其中上行纤维束传导感觉,主要有薄束(fasciculus gracilis)、楔束(fasciculus cuneatus)、脊髓丘脑束(spinothalamic tract)等;下行纤维束传导运动,主要有皮质脊髓束(corticospinal tract)

等；脊髓固有纤维执行脊髓节段内和节段间的联系。

1. 上行纤维束

（1）薄束和楔束：上行于后索，薄束位于楔束的内侧，二者传导本体感觉（肌、腱和关节等处的位置觉、运动觉和振动觉）及精细触觉（辨别两点距离和物体的纹理粗细等）信息。薄束传导第4胸节以下的本体感觉，楔束则传导第4胸节以上的本体感觉。

（2）脊髓丘脑束：上行于前索和外侧索的前半部，又分别称为脊髓丘脑前束和脊髓丘脑侧束，传导躯干、四肢的痛觉、温度觉及粗触觉冲动。

2. 下行纤维束　主要有皮质脊髓束。

皮质脊髓束属下行纤维束，起于大脑皮质躯体运动区的锥体细胞，直接或间接止于脊髓前角或侧角，包括皮质脊髓侧束和皮质脊髓前束，管理骨骼肌的随意运动。

三、脊髓的功能

1. 传导功能　脊髓内上、下行纤维束是脑与躯干、四肢感受器和效应器联系的重要结构。

2. 反射功能　脊髓作为一个低级中枢，可执行一些基本的反射活动，包括躯体反射和内脏反射。脊髓反射都是通过固有束和前、后根来完成的。

（1）躯体反射：引起骨骼肌运动的反射，依感受器不同，分为浅反射和深反射。浅反射为刺激皮肤、黏膜的感受器而引起骨骼肌收缩的反射，如腹壁反射。当肢体某处皮肤受到伤害性刺激时，该肢体出现屈曲反应，称屈曲反射。深反射则是指刺激肌、腱、骨膜感受器而引起骨骼肌收缩的反射，又称牵张反射。膝反射、肱二头肌反射、肱三头肌反射等都属于牵张反射。肌张力反射也属于牵张反射。

（2）内脏反射：因脊髓内有交感神经和副交感神经的低级中枢，故脊髓内有部分内脏反射活动的初级中枢，如排尿和排便中枢等。这些内脏反射活动，也是通过脊髓的反射弧来实现的，但受到大脑皮质的控制。以排尿反射为例，尿液刺激膀胱壁上的感受器，感受器产生神经冲动经过传入神经传递到脊髓的排尿中枢，再继续上传到大脑，使机体产生尿意，由大脑发出神经冲动下传到脊髓的排尿中枢，经传出神经到膀胱，引起排尿反射。

 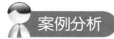

一位58岁男性教授，在单位指导研究生做实验，休息时右手拿着的水杯突然落地，自我感觉右手无力，步态不稳，向右侧偏斜，说话口齿不清，意识清晰，无头痛、恶心、呕吐。于是紧急送医院，经医生检查，诊断为内囊梗死（左侧内囊）。

问题：1. 何为内囊？有哪些纤维束经过内囊？

2. 内囊梗死有哪些典型症状？

3. 内囊梗死有哪些康复治疗手段？

（刘伏祥）

模块十三　周　围　神　经

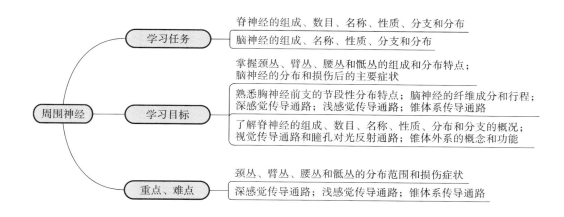

	学习任务	脊神经的组成、数目、名称、性质、分支和分布
		脑神经的组成、名称、性质、分支和分布
周围神经	学习目标	掌握颈丛、臂丛、腰丛和骶丛的组成和分布特点；脑神经的分布和损伤后的主要症状
		熟悉胸神经前支的节段性分布特点；脑神经的纤维成分和行程；深感觉传导通路；浅感觉传导通路；锥体系传导通路
		了解脊神经的组成、数目、名称、性质、分布和分支的概况；视觉传导通路和瞳孔对光反射通路；锥体外系的概念和功能
	重点、难点	颈丛、臂丛、腰丛和骶丛的分布范围和损伤症状
		深感觉传导通路；浅感觉传导通路；锥体系传导通路

任务一　脊　神　经

一、颈丛

(一)颈丛的组成和位置

颈丛由第 1～4 颈神经前支的神经纤维相互交织汇合而成。该神经丛位于胸锁乳突肌的深面，肩胛提肌和中斜角肌起始端的前方(图 6-15)。

PPT

微课：脊神经
概述

微课：颈丛

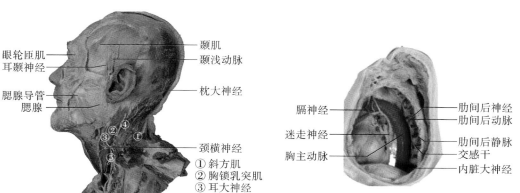

图 6-15　颈丛皮支的分布与膈神经

左图标注：眼轮匝肌、耳颞神经、腮腺导管、腮腺、颞肌、颞浅动脉、枕大神经、颈横神经、①斜方肌、②胸锁乳突肌、③耳大神经、④枕小神经、⑤锁骨上神经

右图标注：膈神经、迷走神经、胸主动脉、肋间后神经、肋间后动脉、肋间后静脉、交感干、内脏大神经

（二）颈丛的分支

皮支在胸锁乳突肌后缘中点处穿出深筋膜,分支呈放射状分布于颈部皮肤。颈丛的皮支由胸锁乳突肌深面浅出的部位,是颈部皮肤浸润麻醉的一个重要阻滞点,临床上称之为神经点。皮支的主要分支如下。

1. 枕小神经　沿胸锁乳突肌后缘向上走行,分布于耳廓背面上部和枕外侧部皮肤。

2. 耳大神经　沿胸锁乳突肌后缘中点附近穿深筋膜至皮下,经肌的表面向耳垂方向上行,分布于耳廓、腮腺表面和乳突表面的皮肤。耳大神经位置较表浅且恒定,周围没有重要结构附着,是临床神经干移植的理想供体。

3. 颈横神经　横越胸锁乳突肌表面向前走行,分支呈扇形分布于颈前部皮肤。

4. 锁骨上神经　2～4条分支呈辐射状行向外下方,分布于颈下部侧面、肩部和胸壁上部的皮肤。

5. 膈神经　沿前斜角肌前面自外上向内下斜行,于锁骨下动、静脉之间经胸廓上口进入胸腔,经肺根前方,在纵隔胸膜和心包的外侧之间下行至膈,最后在膈的中心腱附近穿入肌纤维中。膈神经的运动纤维支配膈肌运动,感觉纤维分布于心包、胸膜及膈下部分腹膜。右膈神经的感觉纤维尚分布于肝、胆囊和肝外胆道的浆膜。膈神经损伤影响同侧半膈肌的功能,主要表现为腹式呼吸减弱或消失,甚至有窒息感。

（李言侠）

二、臂丛

微课:臂丛

（一）臂丛的组成和位置

臂丛(brachial plexus)由第5～8颈神经前支和第1胸神经前支的大部分纤维交织汇集而成。自斜角肌间隙向外侧穿出,行于锁骨后方行向外下进入腋窝。组成臂丛的五条脊神经前支经过反复分支、交织和组合后,最后形成三个神经束。在腋窝内,走行于腋动脉的内侧、外侧和后方,包围该动脉,分别被称为臂丛内侧束、臂丛外侧束和臂丛后束。

（二）臂丛的分支

与其他脊神经丛相比,臂丛的分支最多,分支的分布范围也十分广泛,主要有以下分支(图6-16)。

1. 胸长神经(long thoracic nerve)　于锁骨上方发自臂丛,沿胸侧壁前锯肌表面伴随胸外侧动脉下行,分布于前锯肌并支配该肌和乳房外侧。此神经损伤可导致前锯肌瘫痪,出现"翼状肩"。

2. 肩胛背神经(dorsal scapular nerve)　在肩胛骨和脊柱之间伴肩胛背动脉下行,分布于菱形肌和肩胛提肌。

3. 肩胛上神经(suprascapular nerve)　向后走行经肩胛上切迹进入冈上窝,绕肩胛冈外侧缘转入冈下窝,分布于冈上肌、冈下肌和肩关节。肩胛上切迹处该神经最易损伤,损伤后会表现出冈上肌和冈下肌无力、肩关节疼痛等症状。

4. 肩胛下神经(subscapular nerve) 发自后束,分为上支和下支,分别进入肩胛下肌和大圆肌,支配这两块肌的运动。

5. 胸内侧神经(medial pectoral nerve) 发自臂丛内侧束,穿过腋动脉和腋静脉之间弯曲前行,后与胸外侧神经的一分支汇合,从深面进入并支配胸小肌。其分支还会穿出或绕行于胸小肌下缘后分布于胸大肌。

6. 胸背神经(thoracodorsal nerve) 发自后束,沿肩胛骨外侧缘伴肩胛下血管下行,分布于背阔肌。

7. 腋神经(axillary nerve) 发自后束,穿经腋窝后壁的四边孔后绕肱骨外科颈后方至三角肌深面,肌支支配三角肌和小圆肌。皮支自三角肌后缘穿出,分布于肩部和臂外侧区上部的皮肤,称为臂外侧上皮神经。肱骨外科颈骨折、肩关节脱位可能造成腋神经损伤,导致三角肌瘫痪,肩部和臂外上部皮肤感觉障碍。

8. 肌皮神经(musculocutaneous nerve) 发自外侧束,斜穿喙肱肌,在肱二头肌与肱肌之间下行,分支分布于沿途肌群。终支穿行于肘关节下方,从肱二头肌下端外侧穿出深筋膜,分布于前臂外侧的皮肤,称为前臂外侧皮神经。肱骨骨折可合并肌皮神经损伤,表现为屈肘无力以及前臂外侧部皮肤感觉的减弱。

9. 正中神经(median nerve) 由分别发自内侧束和外侧束的内侧根和外侧根合成。两根夹持腋动脉合为正中神经主干,沿肱二头肌内侧沟下行,降至肘窝。从肘窝向下穿旋前圆肌后在指浅屈肌和指深屈肌之间到达腕部,进入屈肌支持带深面的腕管,最后在掌腱膜深面分布至手掌。

正中神经在臂部没有分支,正中神经在前臂的分布范围较广,支配除肱桡肌、尺侧腕屈肌和指深屈肌尺侧半以外的所有前臂屈肌和旋前肌。在手部屈肌支持带的下方发出一粗短的返支,支配除拇收肌以外的鱼际肌群。另有肌支至第1、2蚓状肌,皮支分布于掌心、鱼际、桡侧三个半指的掌面及中远指关节背面皮肤。

正中神经极易因前臂和腕部外伤,出现该神经分布区的功能障碍。正中神经在穿过旋前圆肌和指浅屈肌起点处受压损伤后会出现旋前肌综合征,临床表现为所支配的肌收缩无力和手掌感觉障碍。在腕管内,正中神经也易因周围结构的炎症引发腕管综合征,临床表现为鱼际肌萎缩,手掌变平呈"猿掌",同时桡侧三个半手指掌面皮肤及桡侧半手掌出现感觉障碍。

10. 尺神经(ulnar nerve) 发自内侧束,在肱二头肌内侧沟至臂中部,穿内侧肌间隔至臂后,下行至肱骨内上髁后方的尺神经沟,此后向前穿过尺侧腕屈肌与指深屈肌之间。于尺动脉内侧下降至腕部。在掌腱膜深面、腕管浅面进入手掌。

尺神经在臂部没有分支,在前发出肌支支配尺侧腕屈肌和指深屈肌尺侧半。在腕部,尺神经深支分布于小鱼际肌、拇收肌、骨间掌侧肌、骨间背侧肌及第3、4蚓状肌。皮支在前臂下部发出手背支分布于手背尺侧半和小指、环指尺侧半指指背皮肤和环指桡侧半及中指尺侧半的近节指背面皮肤。在腕部,尺神经发出浅支分布于小鱼际表面的皮肤、小指掌面皮肤和环指尺侧半掌面皮肤。

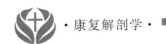

尺神经在肘部肱骨内上髁后方、尺侧腕屈肌起点处容易受到损伤,表现为屈腕力减弱、环指和小指远节指关节不能屈曲、小鱼际肌和骨间肌萎缩、拇指不能内收、各指不能相互靠拢,同时掌指关节过伸,出现"爪形手",还伴有手掌和手背内侧缘皮肤感觉丧失;尺神经在豌豆骨处也易受损,临床表现为骨间肌运动障碍。

11. 桡神经(radial nerve) 臂丛最粗大的分支,发自后束,伴肱动脉外侧下行于臂中、上 1/3 交界处,进入桡神经沟,绕行至肱骨外上髁前方分为浅支、深支。在臂后区,桡神经分支管理肱三头肌、肱桡肌,并分布于臂后区皮肤;浅支为皮支,经肱桡肌起始端深面至前臂前面桡侧,伴行于桡血管外侧,下行至前臂中、下 1/3 交界处经肱桡肌腱深面转至背面,下行于手背,分布于手背桡侧 1/2 区域及桡侧 2 个半手指近节皮肤;深支在前臂后群肌深面下降,管理该肌群,并分布于前臂后面皮肤。

在肱骨中段和桡骨颈处骨折时易发生损伤。临床表现为抬前臂时呈"垂腕"状,同时第 1、2 掌骨间背面皮肤感觉障碍明显。桡骨颈骨折时,可损伤桡神经深支,临床表现为伸腕无力,不能伸指等。

12. 臂内侧皮神经(medial brachial cutaneous nerve) 发自臂丛内侧束,沿腋静脉下行,沿肱动脉和贵要静脉内侧下行至臂中部,分布于臂前面与臂内侧的皮肤。

13. 前臂内侧皮神经(medial antebrachial cutaneous nerve) 发自臂丛内侧束,行于腋动脉与腋静脉之间,沿肱动脉内侧下行,止于腕部。分布于前臂内侧部前面和后面的皮肤。

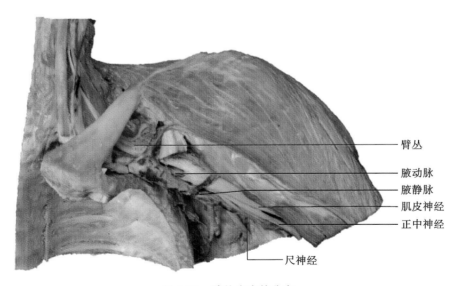

图 6-16　臂丛皮支的分布

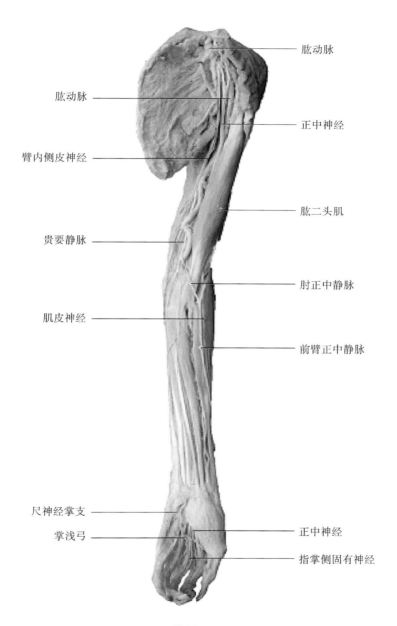

肱动脉

肱动脉

正中神经

臂内侧皮神经

肱二头肌

贵要静脉

肘正中静脉

肌皮神经

前臂正中静脉

尺神经掌支

掌浅弓

正中神经

指掌侧固有神经

续图 6-16

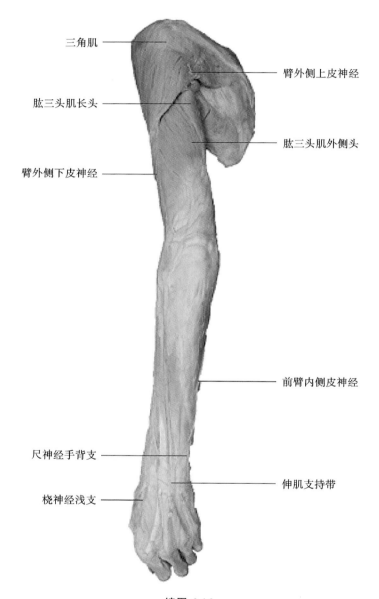

三角肌

肱三头肌长头

臂外侧下皮神经

尺神经手背支

桡神经浅支

臂外侧上皮神经

肱三头肌外侧头

前臂内侧皮神经

伸肌支持带

续图 6-16

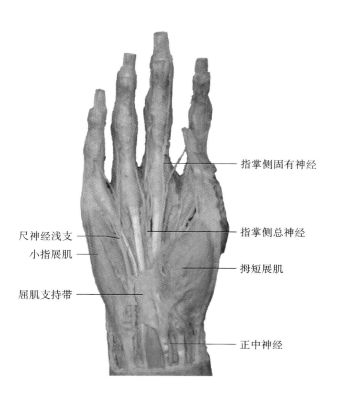

指掌侧固有神经

尺神经浅支

小指展肌

屈肌支持带

指掌侧总神经

拇短展肌

正中神经

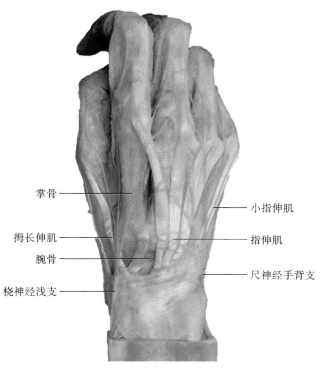

掌骨

拇长伸肌

腕骨

桡神经浅支

小指伸肌

指伸肌

尺神经手背支

续图 6-16

三、胸神经前支

胸神经前支共有 12 对。第 1~11 对均位于相应的肋间隙中,称为肋间神经(intercostal nerve);第 12 对胸神经前支位于第 12 肋的下方,称为肋下神经(subcostal nerve)。第 1 胸神经前支除有分支行于第 1 肋间隙外,分出较大的分支加入臂丛。第 2~6 肋间神经主干行于相应肋间隙外,前行于下位肋骨的上缘。上 6 对肋间神经的肌支分布于肋间肌,其皮支分为外侧皮支和前皮支。斜穿前锯肌浅出后分为前、后两支,向前、向后走行分布于胸外侧壁和肩胛区的皮肤(图 6-17)。

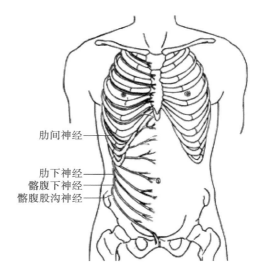

肋间神经

肋下神经
髂腹下神经
髂腹股沟神经

图 6-17　胸神经前支阶段性分布模式图

胸神经前支在胸、腹壁皮肤的分布具有非常明显的节段性特点,每 1 对胸神经前支的皮支在躯干的分布区也是相对恒定的。第 2 胸神经前支的皮支分布于胸骨角平面,第 4 胸神经前支的皮支分布于乳头平面,第 6 胸神经前支的皮支分布于剑胸结合平面,第 8 胸神经前支的皮支分布于肋弓平面,第 10 胸神经前支的皮支分布于脐平面,第 12 胸神经前支的皮支分布于脐与耻骨联合上缘连线中点平面。临床工作中,可以根据躯体皮肤感觉障碍的发生区域来分析和推断具体的受损胸神经,同时也可以在明确受损的具体胸神经后,推知出现感觉障碍的皮肤区域。

(刘　静)

四、腰丛

(一)腰丛的组成和位置

腰丛(lumbar plexus)由第 12 胸神经前支的一部分、第 1~3 腰神经前支和第 4 腰神经前支的一部分组成,位于腰大肌深面、腰椎横突前方(图 6-18)。腰丛神经的分支主要位于腹股沟区、大腿前部、大腿内侧部等处。

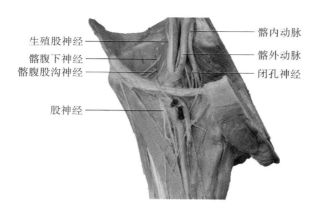

生殖股神经
髂腹下神经
髂腹股沟神经

股神经

髂内动脉
髂外动脉
闭孔神经

图 6-18 腰丛及其分布

（二）腰丛的分支与分布

1. 髂腹下神经 髂腹下神经（第 12 胸神经至第 1 腰神经）从腰大肌外侧缘穿出，途经肾下部的背侧，在髂嵴上方穿入腹横肌腱膜，分为髂支和腹下支。髂腹下神经的皮支分布于耻骨区、腹股沟区与臀外侧区的皮肤；肌支支配腹前外侧肌群下方。

2. 髂腹股沟神经 髂腹股沟神经（第 1 腰神经）从腰大肌外侧缘穿出，斜行跨过腰方肌，在髂嵴前端附近穿腹横肌，于腹横肌与腹内斜肌间走行至腹股沟管内口，与精索（或子宫圆韧带）伴行，穿腹股沟管入会阴部。其皮支分布于腹股沟部、阴囊或大阴唇的皮肤；肌支沿途分布于附近的腹壁肌。

3. 股外侧皮神经 股外侧皮神经（第 2～3 腰神经）从腰大肌外侧缘穿出后，沿前外侧走行，跨过髂肌表面，经腹股沟韧带深面到达股部，在髂前上棘下方 5～10 cm 处穿出深筋膜，通常在缝匠肌表面走行。其分支分布于大腿前外侧的皮肤。

4. 股神经 股神经（第 2～4 腰神经）自腰大肌外侧缘穿出后，于腰大肌与髂肌间下行，进入股三角，走行于股动脉外侧稍深处。股神经的肌支分布于股四头肌、缝匠肌和耻骨肌；关节支分布于髋关节和膝关节；皮支有股中间皮神经、股内侧皮神经、隐神经等，前两者分布于大腿中间及内侧的皮肤，后者与股动脉伴行至膝关节内侧，伴大隐静脉下行至髌骨下方、小腿内侧与足内侧缘的皮肤。

5. 闭孔神经 闭孔神经（第 2～4 腰神经）自腰大肌内侧缘穿出，下行入盆腔，紧贴盆腔前壁下行至闭孔处，伴闭孔动脉出闭膜管，分为前支和后支。闭孔神经前支支配内收肌群大部，并有分支至膝关节；后支支配闭孔外肌和大收肌。

6. 生殖股神经 生殖股神经（第 1～2 腰神经）自腰大肌内侧缘穿出，沿腹膜下腰大肌表面下行，斜过输尿管后方，至腹股沟韧带上方附近，分为生殖支和股支。生殖支穿腹股沟管，在男性分布于提睾肌和阴囊，在女性分布于大阴唇。股支分布于股三角区的皮肤。

（方 伟）

五、骶丛

(一)骶丛的组成和位置

骶丛(sacral plexus)由第4腰神经前支的一部分和第5腰神经前支合成的腰骶干及全部骶神经和尾神经的前支组成。其位于盆腔内,骶骨和梨状肌的前面(图6-19)。

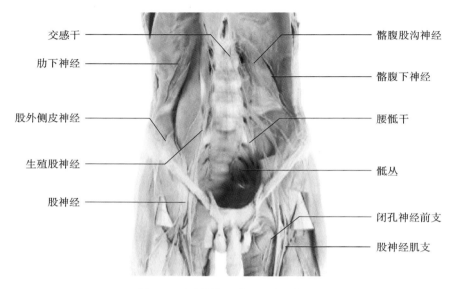

图 6-19　骶丛的组成和分支(前面)

左侧标注(自上而下):交感干、肋下神经、股外侧皮神经、生殖股神经、股神经

右侧标注(自上而下):髂腹股沟神经、髂腹下神经、腰骶干、骶丛、闭孔神经前支、股神经肌支

(二)骶丛的分支

1.臀上神经(superior gluteal nerve)(图6-20)　伴臀上动、静脉经梨状肌上孔出盆腔,支配臀中肌、臀小肌及阔筋膜张肌。

2.臀下神经(inferior gluteal nerve)(图6-20)　伴臀下动、静脉经梨状肌下孔出盆腔,支配臀大肌。

3.股后皮神经(posterior femoral cutaneous nerve)(图6-20)　经梨状肌下孔出盆腔,至臀大肌下缘浅出,分布于股后部和腘窝的皮肤。

4.阴部神经(pudendal nerve)(图6-20)　经梨状肌下孔出盆腔,绕坐骨棘经坐骨小孔入坐骨肛门窝,沿此窝外侧壁向前,分支分布于肛门、会阴部和外生殖器的肌肉和皮肤。

5.坐骨神经(sciatic nerve)(图6-20)　全身最长、最粗的神经,经梨状肌下孔出盆腔,在臀大肌深面下行,经股骨大转子与坐骨结节之间下行至股后区,在股二头肌深面下行,达腘窝上方分为胫神经和腓总神经。在股后部,坐骨神经主干发出分支分布于髋关节和股后群肌。

(1)胫神经(tibial nerve):坐骨神经本干的直接延续,在小腿比目鱼肌深面伴胫后动脉下行,经内踝后方入足底,分为足底内侧神经和足底外侧神经。胫神经肌支支配小腿后群肌及足底肌,皮支分布于小腿后面、足背外侧缘和足底的皮肤。

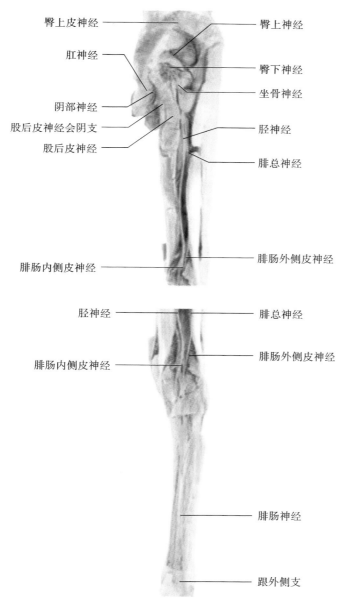

臀上皮神经

肛神经

阴部神经

股后皮神经会阴支

股后皮神经

腓肠内侧皮神经

胫神经

腓肠内侧皮神经

臀上神经

臀下神经

坐骨神经

胫神经

腓总神经

腓肠外侧皮神经

腓总神经

腓肠外侧皮神经

腓肠神经

跟外侧支

图 6-20　下肢后面的神经

胫神经损害的表现：①运动障碍：足不能跖屈，不能屈趾，内翻力减弱。②感觉障碍：小腿后面及足底感觉迟钝或丧失。③足畸形：因小腿肌前、外侧肌群的牵拉，小腿后群肌无力，足呈背屈外翻状态，呈钩状足畸形（图 6-21）。

（2）腓总神经（common peroneal nerve）（图 6-22）：由坐骨神经分出后，沿腘窝外侧缘下降，绕腓骨颈外侧向前下行达小腿前面，分为腓浅神经和腓深神经。

腓浅神经（superficial peroneal nerve）：在腓骨长、短肌之间下行，并支配此二肌，皮支分布于小腿前外侧面、足背及第 2～5 趾背的皮肤。

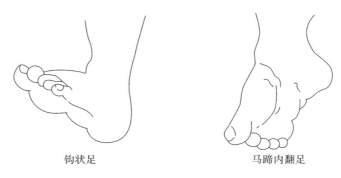

钩状足   马蹄内翻足

图 6-21   胫神经和腓总神经损伤后的畸形足

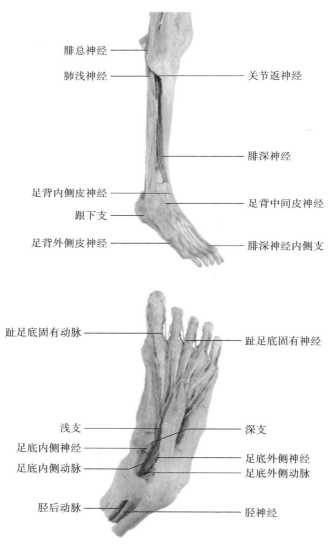

图 6-22   小腿前外侧和足底的神经

腓深神经(deep peroneal nerve):穿经小腿前群肌深面至足背,支配小腿前群肌、足背肌、小腿前面及第1、2趾相对缘的皮肤。

腓总神经损伤后的表现:①运动障碍:足不能背屈,不能伸趾,足下垂,略有内翻,行走时呈跨阈步态。②感觉障碍:小腿外侧、足背及趾背皮肤感觉迟钝或消失。③足畸形:久之可呈马蹄内翻足畸形。

(花 先)

▍任务二 脑 神 经▍

脑神经(cranial nerve)是与脑相连的周围神经,共 12 对(图 6-23),其排列顺序通常用罗马数字表示,见表 6-1、表 6-2。

PPT

微课:脑神经
概述

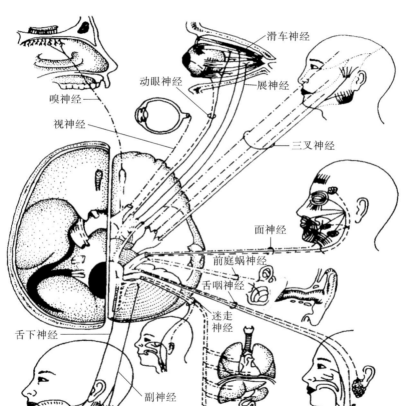

图 6-23 脑神经的分布

表 6-1　脑神经的名称、性质、连脑部位及进出颅腔部位

顺序和名称	性　质	连脑部位	进出颅腔部位
Ⅰ 嗅神经	感觉性	端脑	筛孔
Ⅱ 视神经	感觉性	间脑	视神经管
Ⅲ 动眼神经	运动性	中脑	眶上裂
Ⅳ 滑车神经	运动性	中脑	眶上裂
Ⅴ 三叉神经	混合性	脑桥	第1支眼神经经眶上裂 第2支上颌神经经圆孔 第3支下颌神经经卵圆孔
Ⅵ 展神经	运动性	脑桥	眶上裂
Ⅶ 面神经	混合性	脑桥	内耳门→茎乳孔
Ⅷ 前庭蜗神经	感觉性	脑桥	内耳门
Ⅸ 舌咽神经	混合性	延髓	颈静脉孔
Ⅹ 迷走神经	混合性	延髓	颈静脉孔
Ⅺ 副神经	运动性	延髓	颈静脉孔
Ⅻ 舌下神经	运动性	延髓	舌下神经管

表 6-2　脑神经简表

顺序及名称	成分	起核	终核	分布	损伤症状
Ⅰ 嗅神经	特殊内脏感觉		嗅球	鼻腔嗅黏膜	嗅觉障碍
Ⅱ 视神经	特殊躯体感觉		外侧膝状体	眼球视网膜	视觉障碍
Ⅲ 动眼神经	一般躯体运动	动眼神经核		上、下、内直肌,下斜肌,上睑提肌	眼外斜视,上睑下垂
	一般内脏运动(副交感)	动眼神经副核		瞳孔括约肌,睫状肌	对光及调节反射消失
Ⅳ 滑车神经	一般躯体运动	滑车神经核		上斜肌	眼不能外下斜视
Ⅴ 三叉神经	一般躯体感觉		三叉神经脊束核,三叉神经脑桥核,三叉神经中脑核	头面部皮肤,口腔、鼻腔黏膜,牙及牙龈、眼球、硬脑膜	感觉障碍

续表

顺序及名称	成分	起核	终核	分布	损伤症状
V 三叉神经	特殊内脏运动	三叉神经运动核		咀嚼肌、鼓膜张肌、腭帆张肌	咀嚼肌瘫痪
VI 展神经	一般躯体运动	展神经核		外直肌	眼内斜视
VII 面神经	一般躯体感觉		三叉神经脊束核	耳部皮肤	感觉障碍
	特殊内脏运动	面神经核		面部表情肌、颈阔肌、茎突舌骨肌、二腹肌后腹	额纹消失、眼不能闭合、口角歪向健侧、鼻唇沟变浅
	一般内脏运动	上泌涎核		泪腺、下颌下腺、舌下腺及鼻腔和腭的腺体	分泌障碍
	特殊内脏感觉		孤束核	舌前 2/3 味蕾	味觉障碍
VIII 前庭蜗神经	特殊躯体感觉		前庭神经核群	平衡器的半规管、壶腹嵴、球囊斑和椭圆囊斑	眩晕、眼球震颤等
	特殊躯体感觉		蜗神经核	耳蜗螺旋器	听力障碍
IX 舌咽神经	特殊内脏运动	疑核		茎突咽肌	
	一般内脏运动（副交感）	下泌涎核		腮腺	分泌障碍
	一般内脏感觉		孤束核	咽、鼓室、咽鼓管、软腭、舌后 1/3 黏膜，颈动脉窦、颈动脉小球	咽后与舌后1/3感觉障碍、咽反射消失
	特殊内脏感觉		孤束核上部	舌后 1/3 味蕾	舌后 1/3 味觉丧失
	一般躯体感觉		三叉神经脊束核	耳后皮肤	

顺序及名称	成分	起核	终核	分布	损伤症状
Ⅹ 迷走神经	一般内脏运动（副交感）	迷走神经背核		胸腹腔内脏平滑肌、心肌、腺体	心动过速、内脏活动障碍
	特殊内脏运动	疑核		咽喉肌	发音困难、声音嘶哑、发呛、吞咽障碍
	一般内脏感觉		孤束核	胸腹腔脏器、咽喉黏膜	
	一般躯体感觉		三叉神经脊束核	硬脑膜、耳廓及外耳道皮肤	
Ⅺ 副神经	特殊内脏运动	疑核（延髓部）、副神经核（脊髓部）		咽喉肌、胸锁乳突肌、斜方肌	一侧胸锁乳突肌瘫痪，头无力转向对侧；斜方肌瘫痪，肩下垂、提肩无力
Ⅻ 舌下神经	一般躯体运动	舌下神经核		舌内肌和部分舌外肌	舌肌瘫痪、萎缩，伸舌时舌尖偏向患侧

脑神经的成分比脊神经复杂,含有7种纤维成分。

1. 感觉纤维

(1)一般躯体感觉纤维:分布于皮肤、肌、肌腱和大部分口、鼻腔黏膜。

(2)特殊躯体感觉纤维:分布于由外胚层分化形成的视器和前庭蜗器等特殊感觉器官。

(3)一般内脏感觉纤维:分布于头、颈、胸、腹的脏器。

(4)特殊内脏感觉纤维:分布于味蕾和嗅器。

2. 运动纤维

(1)一般躯体运动纤维:支配眼球外肌、舌肌。

(2)一般内脏运动纤维:支配平滑肌、心肌和腺体。

(3)特殊内脏运动纤维:支配由鳃弓衍化而来的横纹肌,如咀嚼肌、面肌、咽喉肌、胸锁乳突肌和斜方肌等。

脑神经与脊神经之间基本方面大致相同,但也存在一些具体差别,主要包括:①脑神经有感觉性、运动性和混合性三种,而每对脊神经都是混合性的。②头部分化出特殊的感觉器,随之出现了相联系的第Ⅰ、Ⅱ、Ⅷ对脑神经。③脑神经中的一般内脏运动纤维均属副交感成分,且仅存在于第Ⅲ、Ⅶ、Ⅸ、Ⅹ对脑神经中。脊神经中的内脏运动纤维主要是交感成分,且每对脊神经中都有,仅在第 2~4 骶神经中含有副交感成分。

第Ⅲ、Ⅶ、Ⅸ 对脑神经中的内脏运动纤维自中枢发出后,先终止于相应的副交感神经节(有四对),节内的神经元再发出纤维分布于平滑肌和腺体。与第 Ⅹ 对脑神经内脏运动纤维相连属的副交感神经节多位于所支配器官的近旁或壁内。

脑神经中的躯体感觉和内脏感觉纤维的胞体绝大多数是假单极神经元,在脑外集聚成感觉神经节,有三叉神经节、膝神经节、舌咽神经和迷走神经的上神经节、下神经节,其性质与脊神经节相同。由双极神经元胞体集聚形成的前庭神经节和蜗神经节是与平衡觉、听觉传入相关的神经节。

一、嗅神经

嗅神经(olfactory nerve)为特殊内脏感觉纤维,由上鼻甲以上和鼻中隔上部黏膜内的嗅细胞的中枢突聚集成 20 多条嗅丝(即嗅神经),穿筛孔入颅,进入嗅球传导嗅觉。颅前窝骨折累及筛板时,可撕脱嗅丝和脑膜,造成嗅觉障碍,同时脑脊液也可流入鼻腔。

二、视神经

视神经(optic nerve)为传导视觉冲动的特殊躯体感觉纤维,由视网膜节细胞的轴突,在视神经盘处汇聚穿过巩膜而构成。视神经在眶内行向后内,穿视神经管入颅中窝,于垂体前方连于视交叉,再经视束连于间脑外侧膝状体。由于视神经是胚胎发生时间脑向外突出形成视器过程中的一部分,故视神经外面包有由三层脑膜延续而来的三层被膜,脑蛛网膜下隙也随之延伸至视神经周围。所以颅内压增高时,常出现视神经盘水肿。

三、动眼神经

动眼神经(oculomotor nerve)(图 6-24)为运动性神经,含有一般躯体运动和一般内

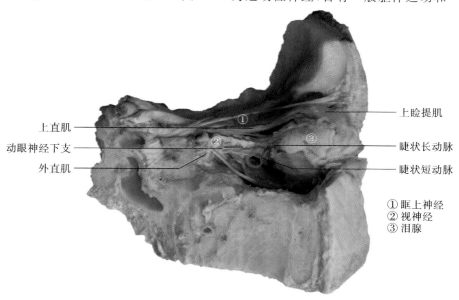

上直肌
动眼神经下支
外直肌

① 眶上神经
② 视神经
③ 泪腺

上睑提肌
睫状长动脉
睫状短动脉

图 6-24 眶内的神经(右外侧面观)

脏运动两种纤维。一般躯体运动纤维起于中脑动眼神经核,一般内脏运动纤维起于动眼神经副核。动眼神经自中脑腹侧脚间窝出脑,紧贴小脑幕切迹缘及后床突侧方前行,进入海绵窦外侧壁上部,再经眶上裂入眶,立即分成上、下两支。上支细小,支配上睑提肌和上直肌。下支粗大,支配下直肌、内直肌和下斜肌。下斜肌支分出一小支,称睫状神经节短根,由内脏运动纤维(副交感)组成,进入睫状神经节交换神经元后,分布于眼球内的睫状肌和瞳孔括约肌,参与调节反射和瞳孔对光反射。

睫状神经节为副交感神经节,位于视神经与外直肌之间,有副交感、交感、感觉 3 个根进入此节。①副交感根:睫状神经节短根,来自动眼神经,在此节交换神经元。节后纤维加入睫状短神经进入眼球。②交感根:来自颈内动脉交感丛,穿经神经节加入睫状短神经。③感觉根:来自鼻睫神经,穿经神经节加入睫状短神经。睫状短神经一般有 6~10 条,向前进入眼球。其副交感纤维支配睫状肌和瞳孔括约肌;交感纤维支配瞳孔开大肌和眼血管;感觉纤维传导眼球的一般感觉。

动眼神经损伤,可致上睑提肌、上直肌、下直肌、内直肌及下斜肌瘫痪,出现上睑下垂、瞳孔斜向外下方以及瞳孔扩大、对光反射消失等症状。

四、滑车神经

滑车神经(trochlear nerve)为运动性神经。起于中脑滑车神经核,自中脑的下丘下方出脑后,绕大脑脚外侧前行,穿经海绵窦外侧壁,经眶上裂入眶,越过上直肌和上睑提肌向前内走行,支配上斜肌。

五、三叉神经

三叉神经(trigeminal nerve)(图 6-25)为混合性神经,含有一般躯体感觉和特殊内脏运动两种纤维。特殊内脏运动纤维始于脑桥三叉神经运动核,组成三叉神经运动根,由脑桥基底部与脑桥臂交界处出脑,位于感觉根下内侧,后进入下颌神经,经卵圆孔出颅,分布于咀嚼肌等。运动根内尚含有三叉神经中脑核有关的纤维,传导咀嚼肌和眼外

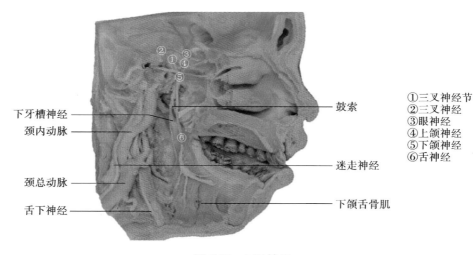

下牙槽神经
颈内动脉
颈总动脉
舌下神经

鼓索
迷走神经
下颌舌骨肌

①三叉神经节
②三叉神经
③眼神经
④上颌神经
⑤下颌神经
⑥舌神经

图 6-25　三叉神经

肌的本体感觉。躯体感觉纤维的胞体位于三叉神经节内。该节由假单极神经元组成，位于颞骨岩部尖端的三叉神经压迹处，为硬脑膜所包裹；其中枢突聚集成粗大的三叉神经感觉根，由脑桥基底部与脑桥臂交界处入脑，止于三叉神经脑桥核和三叉神经脊束核，其周围突组成三叉神经三大分支，即眼神经、上颌神经和下颌神经，分布于头面部皮肤、口腔、鼻腔、鼻旁窦黏膜、牙、硬脑膜等部位，传导痛、温、触等多种感觉。

（一）眼神经

眼神经（ophthalmic nerve）为感觉性神经。自三叉神经节发出后，穿经海绵窦外侧壁，在动眼神经和滑车神经下方经眶上裂入眶，分支分布于眶、眼球、泪腺、结膜、硬脑膜和部分鼻黏膜及额顶部、上睑和鼻背的皮肤。其主要分支如下。

1. 泪腺神经（lacrimal nerve）　细小，沿眶外侧壁、外直肌上方行向前外，分布于泪腺和上睑。泪腺神经与颧神经有交通，副交感纤维经此导入控制泪腺分泌。

2. 额神经（frontal nerve）　较粗大，在上睑提肌上方前行，分 2～3 支，其中眶上神经经眶上切迹分布于额顶和上睑皮肤，滑车上神经经滑车上分布于鼻背及内眦皮肤。

3. 鼻睫神经（nasociliary nerve）　在上直肌和视神经之间前行达眶内侧壁，发出多个分支分布于鼻腔黏膜、筛窦、硬脑膜、眼球、泪囊以及眼睑、鼻背皮肤等。

（二）上颌神经

上颌神经（maxillary nerve）为感觉性神经。自三叉神经节发出后，穿经海绵窦外侧壁，经圆孔出颅入翼腭窝，再经眶下裂入眶，延续为眶下神经。上颌神经分布于硬脑膜、眼裂和口裂间的皮肤、上颌牙齿以及鼻腔和口腔黏膜。其主要分支如下。

1. 眶下神经（infraorbital nerve）　上颌神经主干的终末支，经眶下裂入眶，经眶下沟、眶下管，出眶下孔分成数支，分布于下睑、鼻翼、上唇的皮肤和黏膜。上颌部手术常在眶下孔进行麻醉。

2. 颧神经（zygomatic nerve）　细小，在翼腭窝处分出后经眶下裂入眶，分两支穿眶外侧壁，分布于颧、颞部皮肤。来自面神经的副交感节前纤维在翼腭神经节换元后，节后纤维经颧神经和交通支导入泪腺神经控制泪腺分泌。

3. 翼腭神经（pterygopalatine nerve）　2～3 支细小神经，始于翼腭窝，连于翼腭神经节（副交感神经节），分布于腭和鼻腔的黏膜及腭扁桃体。

4. 上牙槽神经（superior alveolar nerves）　分为上牙槽后、中、前 3 支，其中上牙槽后支在翼腭窝内自上颌神经本干发出，在上颌骨体后方穿入骨质；上牙槽中、前支分别在眶下沟及眶下管内发自眶下神经，3 支相互吻合形成上牙槽丛，分支分布于上颌牙齿、牙龈及上颌窦黏膜。

（三）下颌神经

下颌神经（mandibular nerve）是 3 支中最粗大的 1 支，为混合性神经。自卵圆孔出颅后，在翼外肌深面分为前、后两干。前干细小，除发肌支支配咀嚼肌、鼓膜张肌和腭帆张肌外，还分出 1 支颊神经。后干粗大，除分布于硬脑膜、下颌牙及牙龈、舌前 2/3 及口腔底的黏膜、耳颞区和口裂以下的皮肤外，尚有分支支配下颌舌骨肌和二腹肌前腹。其主要分支如下。

1. 耳颞神经（auriculotemporal nerve）　以两根起于后干，其间夹持脑膜中动脉，向后合成一干,经下颌颈内侧与颞浅血管伴行,穿过腮腺上行,分布于颞区皮肤,并分支至腮腺,此支含有来自舌咽神经的副交感纤维,支配腮腺分泌。

2. 颊神经(buccal nerve) 沿颊肌外面向前下行,分布于颊部皮肤和黏膜。

3. 舌神经(lingual nerve) 在下颌支内侧下降,沿舌骨舌肌外侧,呈弓形越过下颌下腺上方,向前达口腔黏膜深面,分布于口腔底及舌前 2/3 的黏膜。舌神经行程中有来自面神经的鼓索(含有副交感纤维和味觉纤维)加入,鼓索的味觉纤维接受舌前 2/3 的味觉,副交感纤维至下颌下神经节换元后支配下颌下腺和舌下腺的分泌。

4. 下牙槽神经(inferior alveolar nerve) 混合性神经,在舌神经后方,沿翼内肌外侧下行,经下颌孔入下颌管,在管内分支组成下牙丛,分支分布于下颌牙和牙龈。其终支自颏孔浅出,称颏神经,分布于颏部及下唇的皮肤和黏膜。下牙槽神经中的运动纤维支配下颌舌骨肌和二腹肌前腹。

5. 咀嚼肌神经 属运动性神经,分支有咬肌神经、颞深神经等,支配所有的 4 块咀嚼肌。

一侧三叉神经损伤时出现同侧面部皮肤及眼、口和鼻腔黏膜感觉丧失;角膜反射因角膜感觉丧失而消失;患侧咀嚼肌瘫痪和萎缩,张口时下颌偏向患侧。临床上常见的三叉神经痛能波及三叉神经全部分支或某一分支,此时不仅疼痛的部位与三叉神经 3 个分支在面部的分布区(图 6-26)相一致,而且当压迫眶上孔、眶下孔或颏孔时,可诱发患支分布区的疼痛。

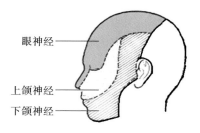

图 6-26　三叉神经皮支分布示意图

六、展神经

展神经(abducent nerve)属躯体运动神经,起于脑桥展神经核,自延髓脑桥沟中部出脑,前行至颞骨岩部尖端穿入海绵窦,经眶上裂入眶,分布于外直肌。展神经损伤可引起外直肌瘫痪,产生内斜视。

七、面神经

微课:面神经

面神经(facial nerve)(图 6-27)为混合性脑神经,含有四种纤维成分:①特殊内脏运动纤维起于脑桥被盖部面神经核,主要支配面肌的运动;②一般内脏运动纤维起于脑桥上泌涎核,属副交感节前纤维,换元后的节后纤维分布于泪腺、下颌下腺、舌下腺及鼻、腭的黏膜腺,支配腺体的分泌;③特殊内脏感觉纤维,即味觉纤维,其胞体位于膝神经节,周围突分布于舌前 2/3 黏膜的味蕾,中枢突止于脑干孤束核;④一般躯体感觉纤维,传导耳部皮肤的躯体感觉和表情肌的本体感觉。

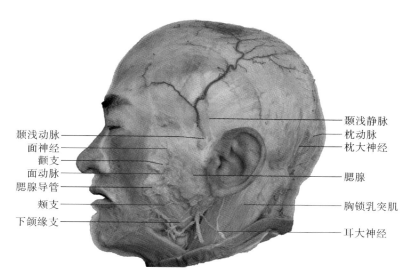

颞浅动脉
面神经
颧支
面动脉
腮腺导管
颊支
下颌缘支

颞浅静脉
枕动脉
枕大神经
腮腺
胸锁乳突肌
耳大神经

图 6-27　面神经

　　面神经由两个根组成,一个是较大的运动根,另一个是较小的混合根(感觉和副交感纤维),称中间神经,自小脑中脚下缘出脑,进入内耳门后两根合成一干,穿内耳道底进入面神经管,由茎乳孔出颅,向前穿过腮腺到达面部。在面神经管起始部有膨大的膝神经节。

　　(一)在面神经管内的分支

　　1. 鼓索(chorda tympani)　　在面神经出茎乳孔前约 6 mm 处发出,向前上行进入鼓室,继而穿岩鼓裂出鼓室至颞下窝,行向前下并入舌神经。鼓索含两种纤维:味觉纤维随舌神经分布于舌前 2/3 的味蕾,传导味觉;副交感纤维进入下颌下神经节,换元后节后纤维分布于下颌下腺和舌下腺,支配腺体分泌。

　　2. 岩大神经(greater petrosal nerve)　　含副交感的分泌纤维,自膝神经节处分出,出岩大神经裂孔前行,穿破裂孔至颅底,与来自颈内动脉交感丛的岩深神经合成翼管神经,穿翼管至翼腭窝,进入翼腭神经节,副交感纤维在节内换元后,支配泪腺、腭及鼻黏膜的腺体的分泌。

　　3. 镫骨肌神经(stapedial nerve)　　支配镫骨肌。

　　(二)在颅外的分支

　　面神经出茎乳孔后即发出 3 个小支,支配枕肌、耳周围肌、二腹肌后腹和茎突舌骨肌。面神经主干前行进入腮腺实质,在腺内分支组成腮腺内丛,由丛发分支从腮腺前缘呈辐射状分布,支配面部表情肌(图 6-27)。

　　1. 颞支　　常为 3 支,支配额肌和眼轮匝肌等。

　　2. 颧支　　3~4 支,支配眼轮匝肌及颧肌。

　　3. 颊支　　3~4 支,支配颊肌、口轮匝肌及其他口周围肌。

　　4. 下颌缘支　　沿下颌下缘向前,支配下唇诸肌。

　　5. 颈支　　在颈阔肌深面向前下,支配该肌。

　　与面神经相联系的副交感神经节有以下两对。

（1）翼腭神经节（蝶腭神经节）为副交感神经节，位于翼腭窝上部，上颌神经下方，为一不规则的扁平小结，有 3 个根：①副交感根，来自面神经的岩大神经，在节内换元；②交感根，来自颈内动脉交感丛；③感觉根，来自上颌神经的翼腭神经。由翼腭神经节发出一些分支，分布于泪腺、腭和鼻的黏膜，传导黏膜的一般感觉和支配腺体的分泌。

（2）下颌下神经节：副交感神经节，位于下颌下腺和舌神经之间，有 3 个根：①副交感根，来自鼓索，随舌神经到达此节，在节内交换神经元；②交感根，来自面动脉的交感丛；③感觉根，来自舌神经。自节发出分支分布于下颌下腺和舌下腺，支配腺体分泌和传导一般感觉。

面神经损伤后的主要临床表现为面肌瘫痪。具体表现：①患侧额纹消失，闭眼困难，鼻唇沟变平坦；②笑时口角偏向健侧，不能鼓腮，说话时唾液从口角流出；③因眼轮匝肌瘫痪，闭眼困难，故角膜反射消失；④听觉过敏；⑤舌前 2/3 味觉丧失；⑥泌泪障碍引起角膜干燥；⑦泌涎障碍等。

八、前庭蜗（位听）神经

前庭蜗神经（vestibulocochlear nerve）由前庭神经和蜗神经组成，属特殊躯体感觉性脑神经。

（一）前庭神经

前庭神经（vestibular nerve）传导平衡觉。其双极神经元的胞体在内耳道底聚集成前庭神经节，周围突穿内耳道底分布于内耳球囊斑、椭圆囊斑和壶腹嵴中的毛细胞，中枢突组成前庭神经，经内耳门入颅，终于脑干的前庭神经核群和小脑等部。

（二）蜗神经

蜗神经（cochlear nerve）传导听觉。其双极神经元的胞体在内耳蜗轴内聚集成蜗神经节（螺旋神经节），其周围突分布于内耳螺旋器上的毛细胞，中枢突组成蜗神经，经内耳门入颅，经脑桥延髓沟入脑，终于脑干的蜗神经前、后核。

前庭蜗神经损伤后表现为伤侧耳聋和平衡功能障碍；如果仅有部分损伤，由于前庭神经受到刺激可出现眩晕和眼球震颤，并多伴有自主神经功能障碍的症状，如呕吐等。这与前庭网状结构-自主神经中枢的联系有关。

九、舌咽神经

舌咽神经（glossopharyngeal nerve）（图 6-28）为混合性神经，含五种纤维成分：①特殊内脏运动纤维，起于疑核，支配茎突咽肌；②副交感纤维，起于下泌涎核，在耳神经节交换神经元后分布于腮腺，支配腺体分泌；③一般内脏感觉纤维，其胞体位于颈静脉孔处的舌咽神经下神经节，中枢突终于脑干孤束核，周围突分布于咽、舌后 1/3、咽鼓管、鼓室等处的黏膜以及颈动脉窦和颈动脉小球；④特殊内脏感觉纤维，胞体也位于下神经节，中枢突终于孤束核上部，周围突分布于舌后 1/3 的味蕾；⑤一般躯体感觉纤维，胞体位于舌咽神经上神经节内，中枢突止于三叉神经脊束核，周围突分布于耳后皮肤。

舌咽神经的根丝，自延髓橄榄后沟前部出脑，与迷走神经和副神经同穿颈静脉孔出颅。在孔内神经干上有膨大的上神经节，出孔时又形成一稍大的下神经节。舌咽神经

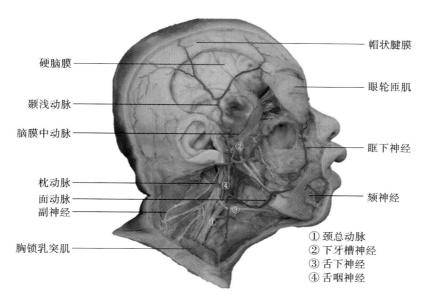

硬脑膜

颞浅动脉

脑膜中动脉

枕动脉

面动脉

副神经

胸锁乳突肌

帽状腱膜

眼轮匝肌

眶下神经

颊神经

① 颈总动脉
② 下牙槽神经
③ 舌下神经
④ 舌咽神经

图 6-28　舌咽神经、舌下神经及副神经

出颅后先在颈内动、静脉间下降,继而弓形向前,经舌骨舌肌内侧达舌根。主要分支如下。

1. 鼓室神经　鼓室神经(tympanic nerve)发自下神经节,进入鼓室,在鼓室内侧壁黏膜内与交感神经纤维共同形成鼓室丛,发数小支分布至鼓室、乳突小房和咽鼓管黏膜,传导感觉。鼓室神经的终支为岩小神经,含来自下泌涎核的副交感纤维,出鼓室达耳神经节换元后,节后纤维随耳颞神经分布于腮腺,支配其分泌。

2. 颈动脉窦支　颈动脉窦支有 1～2 支,在颈静脉孔下方发出,沿颈内动脉下行,分布于颈动脉窦和颈动脉小球,分别感受血压和血液中二氧化碳浓度的变化,反射性地调节血压和呼吸。

3. 舌支　舌支为舌咽神经的终支,经舌骨舌肌深面分布于舌后 1/3 黏膜和味蕾,传导一般感觉和味觉。

此外,舌咽神经还发出咽支、扁桃体支和茎突咽肌支等。

耳神经节为副交感神经节,位于卵圆孔下方,贴附于下颌神经的内侧。有四个根:①副交感根,来自岩小神经,在节内换元后,节后纤维随耳颞神经至腮腺,支配腮腺的分泌;②交感根,来自脑膜中动脉交感丛;③运动根,来自下颌神经,支配鼓膜张肌和腭帆张肌;④感觉根,来自耳颞神经,分布于腮腺,传导腮腺一般感觉。

十、迷走神经

迷走神经(vagus nerve)(图 6-29)为混合性神经,是行程最长、分布最广的脑神经。含有四种纤维成分:①副交感纤维(节前纤维),起于延髓迷走神经背核,分布于颈、胸和腹部的多种脏器,在器官旁或器官内节换元后,节后纤维控制平滑肌、心肌和腺体的活动;②一般内脏感觉纤维,其胞体位于迷走神经下神经节(结状神经节)内,中枢突终于孤束核,周围突分布于颈、胸和腹部的脏器;③一般躯体感觉纤维,其胞体位于迷走神经

微课:迷走
神经

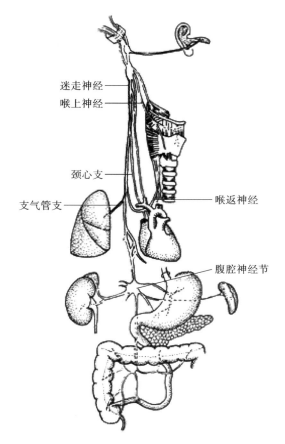

迷走神经
喉上神经
颈心支
支气管支
喉返神经
腹腔神经节

图 6-29　迷走神经及其分支

上神经节内,其中枢突止于三叉神经脊束核,周围突分布于耳廓、外耳道的皮肤和硬脑膜;④特殊内脏运动纤维,起于延髓疑核,支配咽喉肌。

迷走神经以多条根丝自橄榄后沟中部出延髓,经颈静脉孔出颅,在此处有膨大的迷走神经上、下神经节。迷走神经干在颈部位于颈动脉鞘内,在颈内静脉与颈内动脉或颈总动脉之间的后方下行至颈根部,由此向下,左、右迷走神经的行程略有不同。左迷走神经在左颈总动脉与左锁骨下动脉之间下行,越过主动脉弓的前方,经左肺根的后方至食管前面分成许多细支,构成左肺丛和食管前丛,在食管下端又集中延续为迷走神经前干。右迷走神经过右锁骨下动脉前方,沿气管右侧下行,经右肺根后方达食管后面,分支构成右肺丛和食管后丛,向下集中延续为迷走神经后干。迷走神经前、后干向下与食管一起穿膈肌食管裂孔进入腹腔,分布于胃前、后壁,其终支为腹腔支,参与构成腹腔丛。迷走神经沿途发出许多分支,其中较重要的分支如下。

（一）颈部的分支

1. 喉上神经（superior laryngeal nerve）　起自下神经节,在颈内动脉内侧下行,于舌骨大角水平分成内、外两支。外支支配环甲肌。内支为感觉支,伴喉上动脉一同穿甲状舌骨膜入喉腔,分布于咽、会厌、舌根及声门裂以上的喉黏膜。

2. 颈心支　有上、下两支,下行入胸腔与交感神经交织构成心丛。上支有一支称主动脉神经或减压神经,分布于主动脉弓壁内,感受血压变化和化学刺激。

3. 耳支　发自上神经节,向后外分布于耳廓后面及外耳道的皮肤。

4. 咽支　发自下神经节,与舌咽神经和交感神经咽支共同构成咽丛,分布于咽缩肌、软腭的肌肉及咽部黏膜。

5. 脑膜支　发自上神经节,分布于颅后窝硬脑膜。

（二）胸部的分支

1. 喉返神经（recurrent laryngeal nerve）　右喉返神经在右迷走神经经右锁骨下动脉前方处发出,并勾绕此动脉,上行返回至颈部。左喉返神经在左迷走神经经主动脉弓前方处发出,并绕主动脉弓返回至颈部。在颈部,两侧的喉返神经均上行于气管食管间沟内,至甲状腺侧叶深面、环甲关节后方进入喉内,终支称喉下神经,分数支分布于喉。其特殊内脏运动纤维支配除环甲肌以外的所有喉肌,内脏感觉纤维分布于声门裂以下的喉黏膜。喉返神经在行程中还发出心支、支气管支和食管支,分别参与心丛、肺丛和食管丛的构成。

喉返神经是大多数喉肌的运动神经,在其入喉前与甲状腺下动脉的终支相互交叉。在甲状腺手术结扎或钳夹动脉时,应注意避免损伤此神经而导致声音嘶哑。若两侧神经同时受损,可引起失声、呼吸困难,甚至窒息。

2. 支气管支和食管支　左、右迷走神经在胸部发出的一些小支,与交感神经的分支共同构成肺丛和食管丛,自丛发细支至气管、支气管、肺及食管。包含内脏运动和内脏感觉纤维,除支配平滑肌和腺体外,还传导脏器和胸膜的感觉。

（三）腹部的分支

1. 胃前支和肝支　在贲门附近发自迷走神经前干。胃前支沿胃小弯向右,沿途发出4～6个小支,分布于胃前壁,其终支以"鸦爪"形的分支分布于幽门部前壁。肝支有1～3条,参与构成肝丛,分支分布于肝、胆囊等处。

2. 胃后支　在贲门附近发自迷走神经后干,在胃小弯深部走行,沿途发支至胃后壁。终支与胃前支同样以"鸦爪"形的分支分布于幽门窦及幽门管后壁。

3. 腹腔支　发自迷走神经后干,向右行与交感神经一起构成腹腔丛,伴腹腔干、肠系膜上动脉及肾动脉等分支分布于肝、胆、胰、脾、肾及结肠左曲以上的腹部消化管。

迷走神经主干损伤所致内脏活动障碍的主要表现为脉速、心悸、恶心、呕吐、呼吸深慢和窒息等。由于咽喉感觉障碍和肌肉瘫痪,可出现声音嘶哑、语言和吞咽困难、腭垂偏向患侧等症状。

十一、副神经

副神经（accessory nerve）包括颅根和脊髓根两部分（图6-28）。颅根由特殊内脏运动纤维组成,起自延髓疑核,自迷走神经根下方出脑后与脊髓根同行,经颈静脉孔出颅,加入迷走神经内支配咽喉肌。脊髓根也由特殊内脏运动纤维组成,起自脊髓颈部的副神经脊髓核,自脊神经前、后根之间出脊髓后,在椎管内上行,经枕骨大孔入颅腔,与颅根汇合一起经颈静脉孔出颅后,又与颅根分开,绕颈内静脉行向外下方,经胸锁乳突肌深面继续向外下斜行进入斜方肌深面,分支支配此二肌。

十二、舌下神经

舌下神经(hypoglossal nerve)由一般躯体运动纤维组成(图 6-28)。由延髓舌下神经核发出后,自延髓前外侧沟出脑,经舌下神经管出颅,下行于颈内动、静脉之间,弓形向前达舌骨舌肌浅面,在舌神经和下颌下腺管下方穿颏舌肌入舌,支配全部舌内肌和大部舌外肌。

一侧舌下神经完全损伤时,患侧半舌肌瘫痪,伸舌时,由于患侧颏舌肌瘫痪,健侧颏舌肌收缩使健侧半舌伸出,舌尖偏向患侧。

(周章福)

▌任 务 三　传 导 通 路▌

PPT

机体不断地通过感受器将各种内、外环境刺激转化成神经冲动,通过传入神经传至中枢,经中枢整合后发出神经冲动,经传出神经传至效应器,随后产生一系列效应。神经系统这种中枢和感受器与效应器进行联系的传导路径,称为传导通路。它包括感觉(上行)传导通路与运动(下行)传导通路两部分。

一、感觉传导通路

微课:本体
感觉传导通路

(一)本体感觉传导通路

本体感觉称深感觉,指来自肌、腱、关节等的运动觉、位置觉和振动觉。精细触觉则是指皮肤辨别两点之间的距离及物体的纹理粗与细的感觉。它们由三级神经元组成。

脊神经的节细胞称为第一级神经元,周围突随脊神经分布于躯干与四肢的肌、腱、关节本体感觉与皮肤精细触觉感受器,中枢突经脊神经的后根进入脊髓后索,形成薄束与楔束,上行至延髓的薄束核和楔束核细胞,称为第二级神经元。第二级神经元发出的纤维,在中央管前方左与右交叉形成内侧丘系交叉,交叉后则组成内侧丘系,到丘脑腹后外侧核细胞,称为第三级神经元。随后由腹后外侧核细胞发出的纤维,经过内囊后肢投射到中央后回中、上部及中央旁小叶后部的皮质(图 6-30)。

(二)痛温觉与粗触觉传导通路

皮肤、黏膜的痛温觉与粗触觉又称为浅感觉。此通路由三级神经元组成。

微课:躯干、
四肢浅感觉
传导通路

1.躯干、四肢的痛温觉与粗触觉传导通路　脊神经节细胞称为第一级神经元,其周围突随脊神经分布在躯干、四肢皮肤和黏膜的浅感觉感受器,中枢突经过脊神经后根进入脊髓,上行 1~2 节段后,在脊髓后角细胞形成突触。后角细胞称为第二级神经元。它们发出纤维交叉到对侧的侧索与前索内,形成脊髓丘脑束,上行经过脑干组成脊髓丘系后,到丘脑腹后外侧核细胞,称为第三级神经元。再由腹后外侧核细胞发出纤维,经过内囊后肢投射到中央后回中、上部与中央旁小叶后部的皮质(图 6-31)。

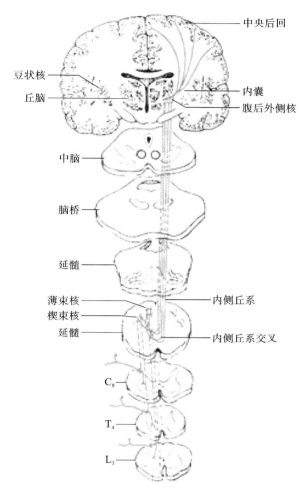

中央后回

豆状核

丘脑

内囊

腹后外侧核

中脑

脑桥

延髓

薄束核

内侧丘系

楔束核

延髓

内侧丘系交叉

C_8

T_4

L_3

图 6-30　躯体和四肢本体感觉、精细触觉传导通路

2. 头面部的痛温觉与粗触觉传导通路　三叉神经半月节细胞称为第一级神经元，其周围突随三叉神经的感觉支分布在头面部皮肤、黏膜浅感觉感受器，中枢突则形成三叉神经根入脑桥，后与三叉神经脑桥核及三叉神经脊束核细胞（简称为两核细胞）联系，称为第二级神经元。两核细胞发出的纤维交叉到对侧，上行后形成三叉丘系，行至丘脑腹后内侧核细胞，称为第三级神经元。再由腹后内侧核细胞发出纤维，经过内囊后肢投射于中央后回下部的皮质（图 6-31）。

微课：头面部
浅感觉传导
通路

（三）视觉传导通路与瞳孔对光反射通路

1. 视觉传导通路　由三级神经元组成。视网膜内双极细胞称为第一级神经元，其周围突连于视网膜内的视杆和视锥细胞，中枢突与节细胞（第二级神经元）联系。节细胞的轴突在视神经盘处集中后形成视神经，经视神经管后进入颅腔。由两视网膜鼻侧半的纤维交叉后形成视交叉，来自两视网膜颞侧半的纤维则不交叉。交叉后的纤维及不交叉的纤维合成视束，终止于外侧膝状体细胞（第三级神经元）。外侧膝状体细胞发出纤维组成视辐射，经内囊后肢投射至大脑枕叶距状沟上、下的皮质（图 6-32）。

微课：视觉
传导通路
与瞳孔对光
反射通路

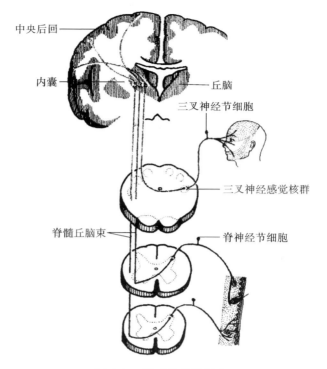

图 6-31　浅感觉传导通路

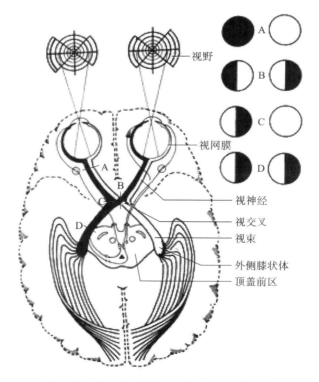

图 6-32　视觉传导通路和瞳孔对光反射通路

视觉传导通路在不同部位损伤时,引起不同的视野缺损。

(1)一侧的视神经损伤,可致整个患侧的眼视野偏盲。

(2)视交叉正中损伤(如垂体细胞瘤的压迫时),可致两眼颞侧的半视野偏盲。

(3)一侧不交叉时纤维损伤,可引起患侧眼鼻侧的半视野偏盲。

(4)一侧视束损伤,导致两眼损伤的对侧半视野同向性偏盲。

2.瞳孔对光反射通路　光照一侧眼球时,引起两眼瞳孔同时缩小的反应,称为瞳孔对光反射。光照一侧时引起同侧的反应称为直接对光反射,引起对侧的反应称间接对光反射。瞳孔对光反射时传导通路:视网膜→视神经→视交叉→两侧视束→上丘臂→顶盖前区→双侧动眼神经副核→动眼神经→睫状神经节→节后纤维→瞳孔括约肌收缩→瞳孔缩小。

瞳孔对光反射在临床上具有重要的诊断意义。一侧视神经损伤时,光照患侧眼,两眼对光反射均会消失;光照健侧眼,两眼对光反射均存在。一侧动眼神经损伤后,患侧眼直接或间接对光反射均消失,健侧眼直接或间接对光反射均存在。

(四)听觉传导通路

听觉传导通路示意图见图6-33。

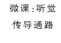

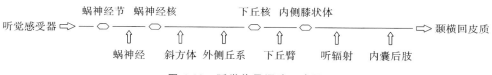

图 6-33　听觉传导通路示意图

二、运动传导通路

运动传导通路包括锥体系与锥体外系两个部分。

(一)锥体系(pyramidal system)

它的功能是直接发动与控制全身骨骼肌的随意运动,由上、下两级的运动神经元组成。上运动神经元由大脑皮质中央前回、中央旁小叶前部的锥体细胞,在轴突形成锥体束(皮质核束和皮质脊髓束)终止于下运动神经元。下运动神经元为脑干内的躯体运动核与脊髓前角运动神经细胞及其突起。其发出运动纤维支配骨骼肌。

1.皮质脊髓束(图6-34)　起自大脑皮质中央前回中、上部与中央旁小叶前部锥体细胞,在发出纤维经过内囊后肢、中脑、脑桥下行至延髓锥体,大部分纤维在延髓下端左右交叉,形成锥体交叉后,交叉的纤维下行于对侧的脊髓侧索中形成皮质脊髓侧束,然后逐渐终止于同侧脊髓前角的运动神经细胞。小部分纤维不交叉,下行至同侧脊髓前索中,形成皮质脊髓前束,下行到胸节为止,并逐节交叉至对侧,终止于对侧前角运动神经细胞。皮质脊髓前束里有一部分纤维始终不交叉,而是在同侧前角运动神经细胞终止,则躯干肌受双侧神经支配。例如,一侧皮质脊髓束在锥体交叉以上损伤时,主要引起对侧的肢体瘫痪,而躯干肌则无明显影响。

锥体系损伤可引起骨骼肌的随意运动障碍,会出现肢体瘫痪。损伤部位不同,表现也不同。上运动神经元损伤(核上瘫)时,下运动神经元失去了上运动神经元的抑制作

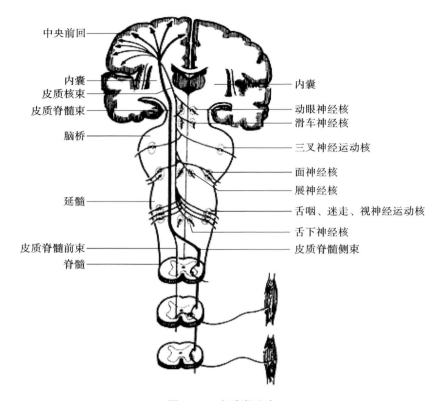

中央前回

内囊
皮质核束
皮质脊髓束

脑桥

延髓

皮质脊髓前束
脊髓

内囊
动眼神经核
滑车神经核
三叉神经运动核
面神经核
展神经核
舌咽、迷走、视神经运动核
舌下神经核
皮质脊髓侧束

图 6-34　皮质脊髓束

用,肌张力增高,表现为痉挛性瘫痪(硬瘫);下运动神经元损伤(核下瘫)时,肌肉失去了神经的直接支配,肌张力降低,表现为弛缓性瘫痪(软瘫)(表 6-3)。

表 6-3　上、下运动神经元损伤后的不同临床表现

表现	上运动神经元损伤	下运动神经元损伤
瘫痪特点	痉挛性瘫痪(硬瘫)	弛缓性(软瘫)
肌张力	增高	减低
深反射	亢进	消失
浅反射	减弱或消失	消失
病理反射	阳性体征(＋)	阴性体征(－)
肌萎缩	不明显	明显

2. 皮质核束(图 6-35)　起自大脑皮质中央前回下部的锥体细胞,经过内囊膝下行至脑干,大部分纤维逐渐终止于脑干双侧的躯体运动核,只有少部分的纤维终止于对侧的面神经核下半(支配眼裂以下面肌的核)和舌下神经核。因此,当一侧皮质核束损伤时,对侧面神经核下半与舌下神经核瘫痪明显。由脑神经躯体运动核发出的轴突组成脑神经的躯体运动纤维,支配头面部的骨骼肌随意运动。

临床中将大脑皮质锥体细胞与皮质核束损伤引起的肌肉瘫痪称为核上瘫;而将脑干脑神经躯体运动核和脑神经损伤引起的肌肉瘫痪称为核下瘫。一侧核上瘫时,可导

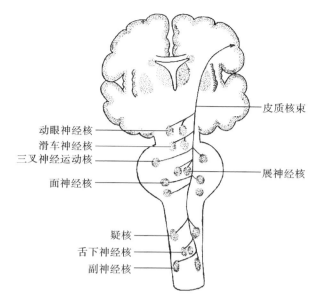

动眼神经核
滑车神经核
三叉神经运动核
面神经核
皮质核束
展神经核
疑核
舌下神经核
副神经核

图 6-35 皮质核束

致对侧眼裂以下表情肌瘫痪及对侧舌肌瘫痪,表现为病灶对侧鼻唇沟变浅和消失,不能鼓腮露牙,说话流涎,口角下垂并歪向病灶侧;当伸舌时,舌尖偏向病灶对侧。面部的其他肌肉因受双侧皮质核束支配不会发生瘫痪。当一侧面神经和舌下神经核下瘫时,会出现同侧脸的表情肌及同侧舌肌全部瘫痪,除有面神经核下瘫症状外,还可出现额纹消失、不能皱眉,不能闭眼;患者伸舌时,舌头会偏向患侧等症状(图 6-36)。

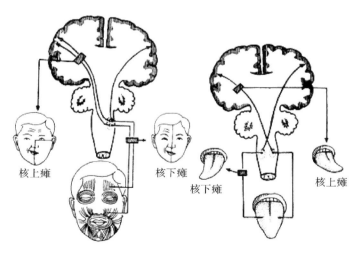

核上瘫   核下瘫   核下瘫   核上瘫

图 6-36 面肌和舌肌瘫痪

(二)锥体外系(extrapyramidal system)

锥体外系则是指锥体系以外所有支配骨骼肌相关随意运动有关的传导通路。其主要的功能是维持身体姿势及平衡,调节肌张力,协调肌群的运动。其结构复杂,联络广泛。起自大脑皮质各部,下行途中与纹状体、丘脑、红核、黑质、小脑和网状结构等构成

微课:锥体
外系

复杂联系,最后到达脑干躯体运动核和脊髓前角运动神经细胞。锥体外系协助锥体系完成精细的随意运动,为随意运动做好准备,损伤时会造成运动不协调(图 6-37)。

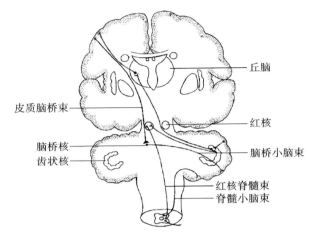

图 6-37　锥体外系

案例分析答案

案例分析

一位 50 岁女教师,长期使用电脑编写教案,近期感觉右手和外侧手指有针扎样疼痛感,穿衣服时扣扣子困难。康复师检查发现她的右手食指、环指和中指很难夹住一张纸,大鱼际肌与左侧对比较扁平。

诊断:右手腕管综合征。

问题:1.简述臂丛的组成、分支和支配骨骼肌功能。

2.简述手部皮肤感觉的神经分布范围。

3.什么是腕管综合征?如何进行康复治疗?

(马永贵、程龙)

课程思政案例

模块十四 内脏神经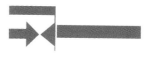

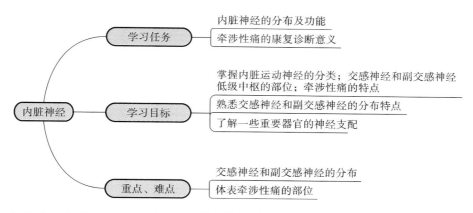

PPT

内脏神经主要分布于内脏、心血管和腺体,按性质分为内脏运动神经和内脏感觉神经。内脏运动神经调节内脏、心血管的运动和腺体的分泌,以控制和调节动、植物共有的物质代谢活动,通常不受人的意志控制,故又称自主神经或植物神经。内脏感觉神经将来自内脏、心血管等处的感觉冲动传入中枢,通过反射调节这些器官的活动,维持机体内、外环境的稳定和保障机体正常生命活动。

任务一 内脏运动神经

内脏运动神经与躯体运动神经在结构和功能上存在较大差异,主要表现在:①支配的效应器不同,躯体运动神经支配骨骼肌收缩并受意志支配;内脏运动神经支配平滑肌、心肌收缩和腺体分泌,在一定程度上不受意志直接控制。②纤维成分不同,躯体运动神经只有一种纤维成分;内脏运动神经则有交感和副交感两种纤维成分,而且多数内脏器官同时接受交感和副交感神经的双重支配。③躯体运动神经自低级中枢至骨骼肌只有一级神经元;内脏运动神经由低级中枢到效应器需两级神经元,第一级神经元称节前神经元,胞体位于脑干和脊髓,构成低级中枢,其轴突称节前纤维;第二级神经元称节后神经元,胞体位于内脏运动(自主或植物)神经节,其轴突称节后纤维。

一、交感神经

(一)交感低级中枢和神经节

1. 低级中枢 位于脊髓 $T_1 \sim L_3$ 节段的灰质侧角。

2. 交感神经节 分为椎旁节和椎前节。椎前节位于腰椎体前方,包括腹腔神经节、主动脉肾神经节、肠系膜上神经节和肠系膜下神经节。椎旁节位于脊柱两旁,每侧19~

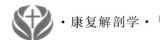

24个。同侧椎旁节借节间支连接形成串珠状结构,称交感干。交感干按位置分为颈部、胸部、腹壁和盆部。

（二）交感神经分布

1. 节前纤维　起自脊髓侧角,通过不同路径达到椎旁节或椎前节,换神经元。

2. 节后纤维　起自椎旁节或椎前节,通过不同路径达到内脏、心血管和腺体,发挥调节功能。

交感神经节前和节后纤维的分布规律如下。

（1）来自脊髓 $T_1 \sim T_5$ 节段侧角的节前纤维,交换神经元后,其节后纤维分布到头、颈、胸腔脏器和上肢的血管、汗腺、竖毛肌。

（2）来自脊髓 $T_5 \sim T_{12}$ 节段侧角的节前纤维,交换神经元后,节后纤维支配腹腔脏器以及胸腹壁的血管、汗腺和竖毛肌。

（3）来自脊髓上腰段侧角的节前纤维,交换神经元后,节后纤维支配盆腔器官、外生殖器和下肢的血管、汗腺及竖毛肌。

二、副交感神经

（一）副交感低级中枢和神经节

1. 低级中枢　位于脑干副交感神经核和脊髓骶副交感核。

2. 副交感神经节　多位于器官附近或器官壁内,故称器官旁节或器官（壁）内节。

（二）副交感神经分布

副交感神经节前、节后纤维的分布如下。

（1）中脑动眼神经副核发出的节前纤维随动眼神经入眶,换神经元后,其节后纤维支配瞳孔括约肌和睫状肌的收缩。

（2）脑桥上泌涎核发出的节前纤维加入面神经,换神经元后,节后纤维调控泪腺、下颌下腺和舌下腺等的分泌活动。

（3）延髓下泌涎核发出的节前纤维加入舌咽神经,换神经元后,其节后纤维调控腮腺的分泌活动。

（4）延髓迷走神经背核发出的节前纤维加入迷走神经,换神经元后,其节后纤维调控颈部、胸腹腔脏器的活动。

（5）骶副交感核发出的节前纤维组成盆内脏神经加入盆丛,换神经元后,其节后纤维调控盆腔脏器和外生殖器的功能活动。

任务二　内脏感觉神经

各内脏器官除接受交感和副交感神经支配外,也有感觉神经分布。内脏感觉神经元胞体也位于脑感觉神经节或脊神经节,其周围突随面神经、舌咽神经、迷走神经、交感神经和副交感神经等分布到内脏、心血管和腺体,将内脏接受的各种刺激传入中枢神经,形成内脏感觉或执行内脏反射。

内脏感觉的特点如下。

(1)一般强度的内脏活动不引起主观感觉,但脏器活动较强烈时,可产生内脏感觉甚至痛觉。

(2)内脏对切割或烧灼不敏感,对过度牵拉、膨胀、代谢产物聚集、痉挛性收缩等刺激敏感。

(3)内脏感觉的定性模糊,定位不准确。

任务三 牵涉性痛

当某些内脏器官发生病变时,常在体表的一定区域产生感觉过敏或痛觉,这种现象称牵涉性痛。牵涉性痛可发生在患病内脏附近的皮肤,也可发生在与患病器官相距较远的区域。如心绞痛时,胸前区及左臂内侧皮肤常感到疼痛;肝胆疾病时,右肩部常感到疼痛等。了解器官病变时牵涉性痛的发生部位,具有辅助临床诊断和避免误诊的意义(表6-4)。

表6-4 体表牵涉性痛部位

内脏疾病	体表牵涉性痛部位
心肌缺血	心前区、左肩和左臂尺侧
胃溃疡和胰腺炎	右肩胛区及两肩区间
胆囊炎、胆石症发作	右上腹和右肩胛间
阑尾炎	上腹部或脐周(发病开始时)
肾结石	腹股沟区
输尿管结石	睾丸及腰背部

任务四 一些重要器官的神经支配

一些重要器官的交感和副交感神经分布见表6-5和表6-6。

表6-5 各器官交感和副交感神经分布(一)

器官	神经	节前纤维		节后纤维		功能
		起源	路径	起源	路径	
膀胱	交感	$L_1 \sim L_2$	经白交通支→交感干→腰内脏神经、腹主动脉丛、肠系膜下丛、腹下丛、盆丛	肠系膜下丛和腹下丛内的神经节,少量在腰神经节	经膀胱丛到膀胱	血管收缩,膀胱三角的肌收缩、尿道口关闭,对膀胱逼尿肌的作用很小或无作用

器官	神经	节前纤维		节后纤维		功能
		起源	路径	起源	路径	
膀胱	副交感	$S_2 \sim S_4$ 脊髓骶部副交感核	经第2~4骶神经→盆内脏神经→盆丛→膀胱丛	膀胱丛和膀胱壁内的神经节	到膀胱平滑肌	逼尿肌收缩,内括约肌松弛
子宫	交感	$T_{12} \sim L_2$ 脊髓侧角	经白交通支→交感干→内脏最小神经和腰内脏神经→腹下丛→盆丛→子宫阴道丛或在交感干下行至交感干骶部	腹下丛内的神经节,骶神经节	随子宫阴道丛至子宫壁	血管收缩,妊娠子宫收缩,非妊娠子宫舒张
	副交感	$S_2 \sim S_4$ 脊髓骶部副交感核	经骶神经→盆内脏神经→腹下丛→盆丛→子宫阴道丛	子宫阴道丛内的子宫颈神经节及沿子宫血管的神经节	到子宫壁内	舒张血管,对子宫肌作用不明

表 6-6　各器官交感和副交感神经分布(二)

器官	神经	节前纤维		节后纤维		功能
		起源	路径	起源	路径	
肝、胆囊、胰腺	交感	$T_4 \sim T_{10}$ 脊髓侧角	经内脏大、小神经→腹腔丛	腹腔神经节、主动脉肾神经节	沿肝、胆囊、胰腺血管周围神经丛分布	抑制腺体分泌
	副交感	迷走神经背核	迷走神经→腹腔丛	器官内神经节		加强腺体分泌
肾	交感	$T_6 \sim T_{12}$ 脊髓侧角	经内脏大、小神经和腰内脏神经→腹腔丛、主动脉肾丛	腹腔神经节、主动脉肾神经节	沿肾血管周围神经丛分布	血管收缩
	副交感	迷走神经背核	迷走神经→腹腔丛、肾丛	主动脉肾神经节		血管舒张,肾盂收缩
眼球	交感	$T_1 \sim T_2$ 脊髓侧角	经白交通支→交感干,在干内上升	颈上神经节、颈内动脉丛内神经节	经颈内动脉丛→眼神经、睫状神经节→眼球	瞳孔开大,血管收缩

续表

器官	神经	节前纤维		节后纤维		功能
		起源	路径	起源	路径	
眼球	副交感	动眼神经副核	动眼神经→睫状神经节的短根或睫状长神经	睫状神经节	睫状短神经→瞳孔括约肌、睫状肌	瞳孔缩小，睫状肌收缩
心脏	交感	$T_2 \sim T_{5(6)}$脊髓侧角	经白交通支→交感干，在干内上升或不上升	颈上、中、下神经节和$T_1 \sim T_5$脊神经	颈上、中、下心神经和胸心神经→心丛→冠状丛→心房和心室	心跳加快，心室收缩力加强，冠状动脉扩张
	副交感	迷走神经背核	迷走神经→颈心上、下心支，胸心支→心丛冠状丛→心房	心神经节、心房壁内的神经节	到心房、心室	心跳减慢，心室收缩力减弱，冠状动脉收缩
支气管和肺	交感	$T_2 \sim T_5$脊髓侧角	经白交通支→交感干，在干内上升或不上升	颈下神经节和第1～5胸交感节	肺支→肺前、后丛→肺	支气管扩张、抑制腺体分泌、血管收缩
	副交感	迷走神经背核	迷走神经支气管支→肺丛→肺	肺丛内的神经节和支气管壁内的神经节	到支气管平滑肌和腺体	支气管收缩、促进腺体分泌
胃、小肠、升结肠和横结肠	交感	$T_6 \sim T_{12}$脊髓侧角	经白交通支→交感干→内脏大、小神经，腰内脏神经	腹腔神经节、主动脉肾神经节、肠系膜上神经节	沿各部分血管周围的神经丛分布	减少蠕动，降低张力，减少分泌，增加括约肌张力，血管收缩
	副交感	迷走神经背核	迷走神经→食管丛→胃丛→腹腔丛→肠系膜上丛→胃肠壁	肠肌间丛和黏膜下丛内的神经节	到平滑肌和腺体	促进肠蠕动，增加肠壁张力，增加分泌，减小括约肌张力

（邵玉普）

模块十五 脑、脊髓被膜和血管

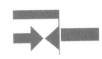

PPT

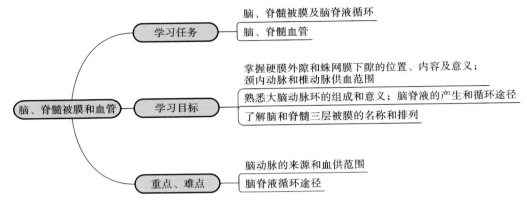

任务一 脑和脊髓的被膜及脑脊液循环

微课:脑和
脊髓的被膜

一、脑和脊髓的被膜

脑和脊髓的表面包被有 3 层被膜,由外向内依次为硬膜、蛛网膜和软膜,对脑和脊髓起支持和保护作用。

(一)脊髓的被膜

1. 硬脊膜(图 6-38) 位于脊髓最外层,由致密结缔组织构成,厚而韧。硬脊膜与椎管内面的骨膜间的间隙称为硬膜外隙,隙内呈负压,内含疏松结缔组织、脂肪、淋巴管和静脉丛,并有脊神经根通过。临床上进行的硬膜外麻醉,就是将药物注入硬膜外隙,阻滞脊神经根的传导。

2. 脊髓蛛网膜 位于硬脊膜与软脊膜之间,半透明薄膜。脊髓蛛网膜与软脊膜之间的间隙称蛛网膜下隙,两层膜间有许多结缔组织小梁相连,隙内充满脑脊液。蛛网膜下隙下部,自脊髓下端至第 2 骶椎平面扩大为终池,内有马尾和终丝。临床上常在第 3、4 腰椎间或第 4、5 腰椎间进行腰椎穿刺,抽取脑脊液或注入药物而不会伤及脊髓。脊髓蛛网膜与脑蛛网膜相延续,脊髓蛛网膜下隙向上与脑蛛网膜下隙相通。

3. 软脊膜 薄且富含血管,紧贴脊髓表面并延伸入脊髓表面的沟裂中,在脊髓下端以下移行为终丝。

(二)脑的被膜

1. 硬脑膜(图 6-39) 位于脑和脑颅骨之间,坚韧有光泽,分为两层,外层即颅骨内

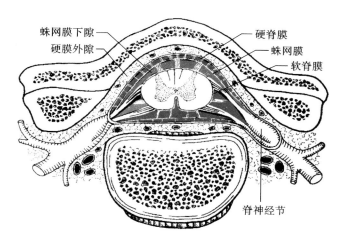

图 6-38　脊髓的被膜

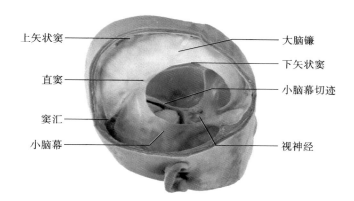

图 6-39　硬脑膜及硬脑膜窦

骨膜,内层比外层更加厚而坚韧,两层之间有丰富的血管和神经。硬脑膜外层与颅盖骨结合疏松,易分离,若硬脑膜血管损伤出血,可于硬脑膜与颅盖骨之间形成硬膜外血肿。硬脑膜在颅底处则与颅骨紧密结合,故颅底如发生骨折,可导致硬脑膜和蛛网膜同时撕裂形成脑脊液外漏。如颅前窝发生骨折,脑脊液可流入鼻腔形成鼻漏。硬脑膜在枕骨大孔周围与硬脊膜相续。

硬脑膜内层在某些部位折叠形成板状结构,伸入脑各部之间,对脑起支持和保护作用。这些特殊结构包括如下几种。

(1)大脑镰:形似镰刀,伸入两侧大脑半球之间,前端连于鸡冠,后部连于小脑幕上面,下缘游离于胼胝体上方。

(2)小脑幕:形似幕帐,伸入大脑和小脑之间的大脑横裂,后外侧缘附于枕骨横窦沟和颞骨岩部上缘,前内侧缘游离称幕切迹,与鞍背围成环形的小脑幕裂孔,有中脑通过。小脑幕将颅腔后部不完全分隔层成上、下两部,当小脑幕上部发生颅脑病变引起颅内压增高时,紧邻小脑幕切迹上方的海马旁回和钩可被挤入小脑幕切迹下方形成小脑幕切迹疝,压迫大脑脚和动眼神经。

（3）硬脑膜窦：硬脑膜的某些部位，内、外两层彼此分开，内面衬以内皮细胞，构成颅内特殊的静脉管道，内含静脉血，称为硬脑膜窦。窦壁内因无平滑肌，不能收缩，故损伤时出血难以止住，易形成颅内血肿。主要的硬脑膜窦有上矢状窦、下矢状窦、直窦、横窦、乙状窦和海绵窦。硬脑膜窦收集脑各部的静脉血，经乙状窦流入颈内静脉。

海绵窦左右各一，位于蝶鞍两侧，窦内因有形似海绵的结缔组织小梁而得名，两侧窦之间借横支相连。窦内有颈内动脉和展神经通过，在窦的外侧壁内自上而下依次有动眼神经、滑车神经、眼神经和上颌神经通过。

海绵窦除与其他硬脑膜窦和脑静脉相通外，还与颅外静脉有着广泛的交通：向前借眼上静脉、内眦静脉与面部浅静脉交通，向下经卵圆孔借导血管与翼静脉丛相通，故面部感染可蔓延至海绵窦；向后与椎内静脉丛相通，后者又与腔静脉系交通，故腹腔、盆部的感染也可经此途径蔓延至颅内。

2. 脑蛛网膜　薄而透明，缺乏血管和神经，与硬脑膜之间有硬膜下隙，与软脑膜之间有蛛网膜下隙，隙内充满脑脊液。脑蛛网膜除在大脑纵裂和大脑横裂处以外，都是只跨越脑的沟裂而不伸入沟内，因此蛛网膜下隙大小不一，在某些部位扩大为蛛网膜下池，如小脑延髓池、视交叉前方的交叉池、两侧大脑脚之间的脚间池等。

蛛网膜在靠近上矢状窦处形成绒毛状突起，突入上矢状窦内，称蛛网膜粒，脑脊液经蛛网膜粒渗入上矢状窦，回流入静脉。

3. 软脑膜　薄，富含血管，紧贴于脑的表面并深入沟裂内。在脑室的某些部位，软脑膜及所含血管、该部脑室的室管膜上皮一起突入脑室内形成脉络丛，是产生脑脊液的主要结构。

二、脑脊液及其循环

微课：脑脊液
及其循环

脑脊液是充满于脑室系统、蛛网膜下隙和脊髓中央管内的无色透明液体，主要产生于各脑室的脉络丛，正常成人总量约 150 mL，处于不断产生、循环和回流的相对平衡状态。脑脊液对中枢神经系统起着缓冲、保护、运输代谢产物、营养和维持正常颅内压的作用。

脑脊液的循环途径见图 6-40。脑脊液循环模式图见图 6-41。

室间孔　　　　中脑水管　　　　正中孔
侧脑室 ───⟹ 第三脑室 ───⟹ 第四脑室 ──────⟹ 蛛网膜下隙 ⟹ 蛛网膜粒 ⟹ 上矢状窦 ⟹ 颈内静脉
　　　　　　　　　　　　　　　　　　外侧孔

图 6-40　脑脊液的循环途径

如脑脊液在循环途中发生阻塞，则会导致脑积水或颅内压增高，使脑组织受压、移位甚至形成脑疝。

神经系统发生病变时，可能引起脑脊液压力和成分的改变，故临床上可通过抽取脑脊液进行检测以协助诊断，或经脑室、蛛网膜下隙给药进行治疗。

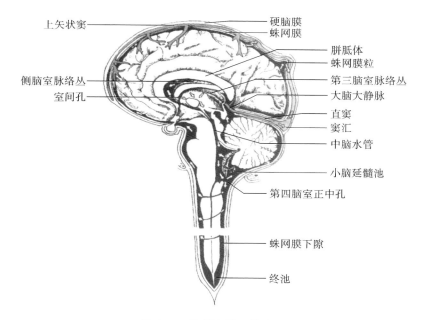

图 6-41 脑脊液循环模式图

上面标注：上矢状窦、硬脑膜、蛛网膜、胼胝体、蛛网膜粒、侧脑室脉络丛、第三脑室脉络丛、室间孔、大脑大静脉、直窦、窦汇、中脑水管、小脑延髓池、第四脑室正中孔、蛛网膜下隙、终池

任务二　脑、脊髓血管

一、脑的血管

(一)脑的动脉

脑的动脉来源于颈内动脉和椎动脉(图 6-42)。以顶枕沟为界，大脑半球的前 2/3 和部分间脑由颈内动脉及其分支供应，大脑半球后 1/3 及部分间脑、脑干和小脑由椎动脉分支供应，故可将脑的动脉归纳为颈内动脉系和椎-基底动脉系。两类动脉在大脑可分为皮质支和中央支，皮质支营养大脑皮质及其深面的髓质，中央支供应基底核、内囊和间脑等处。

1. 颈内动脉　由颈总动脉分出，沿颈部向上行至颅底，经颞骨岩部的颈动脉管进入颅内，紧贴海绵窦的内侧壁行向前上，至前床突内侧又向上穿出海绵窦后分支。颈内动脉供应脑的主要分支如下。

(1)大脑前动脉(图 6-42)：皮质支分布于顶枕沟以前的半球内侧面、额叶底面一部分和额、顶两叶上外侧面的上部；中央支自大脑前动脉近侧段发出，经前穿质进入脑实质，供应尾状核、豆状核前部和内囊前肢(图 6-43)。

(2)大脑中动脉(图 6-42)：颈内动脉的直接延续，沿外侧沟走行，分出数支皮质支，营养大脑半球上外侧面的大部分和岛叶(图 6-44)，其中包括第一躯体运动区、第一躯体感觉区和语言中枢。若该动脉发生阻塞，将引起机体的运动、感觉和语言功能障碍。中央支是从中动脉起始部发出的数条细小分支，又称豆纹动脉，垂直向上进入脑实质，营

微课:脑的
血管

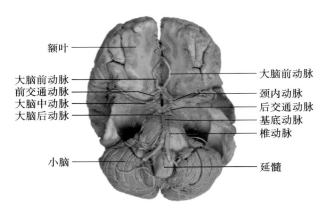

图 6-42　脑底面的动脉

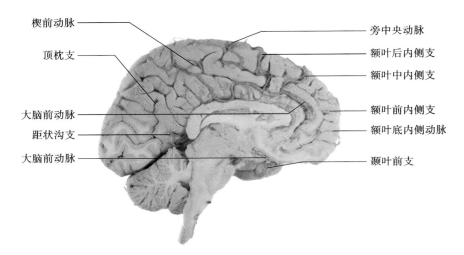

图 6-43　大脑半球内侧面的动脉

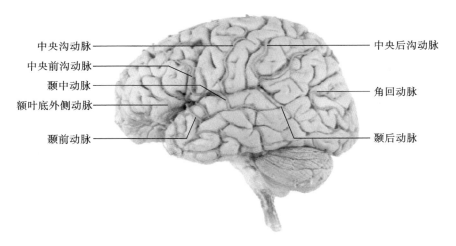

图 6-44　大脑半球上外侧面的动脉

养豆状核、尾状核、内囊膝和内囊后肢前部。豆纹动脉在高血压和动脉硬化情况下容易破裂,故又称出血动脉,导致脑出血。

（3）脉络丛前动脉:沿视束下方向后外走行,经大脑脚与海马旁回的钩之间进入侧脑室下角的脉络丛内,沿途发出分支供应外侧膝状体、内囊后肢的后下部、大脑脚底的中 1/3、苍白球等处。此动脉细小且变异多,行程较长,易发生血栓阻塞。

（4）后交通动脉:在视束下方向后走行,与大脑后动脉吻合,是颈内动脉系与椎-基底动脉系之间的吻合支。

2. 椎动脉 发自锁骨下动脉,向上依次穿第 6 至第 1 颈椎横突孔,经枕骨大孔入颅腔后,左、右椎动脉逐渐靠拢,在延髓脑桥沟处汇合为 1 条基底动脉(图 6-45)。基底动脉沿基底沟上行,至脑桥上缘分为左、右大脑后动脉两大终支。

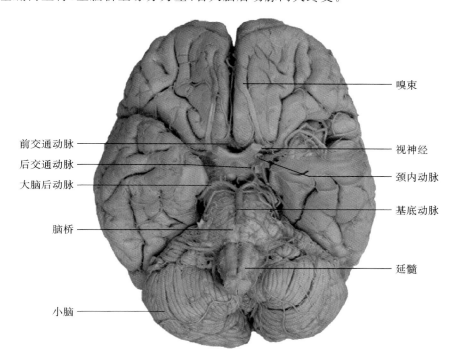

图 6-45 基底动脉

（1）小脑下后动脉:供应小脑下面后部及延髓后外侧部。该动脉行程较弯曲,易发生栓塞,引起同侧面部浅感觉障碍、对侧躯体浅感觉障碍(交叉性麻痹)和小脑共济失调等。该动脉还发出脉络膜支组成第四脑室脉络丛。

（2）大脑后动脉:皮质支分布于颞叶内侧面和底面及枕叶,中央支自其起始部发出,经脚间窝入脑实质,供应丘脑、内外侧膝状体、下丘脑和底丘脑等。大脑后动脉起始部与小脑上动脉根部之间有动眼神经,当颅内压增高时,海马旁回和钩可移至小脑幕切迹下方,使大脑后动脉向下移位,压迫并牵拉动眼神经,导致动眼神经麻痹。

3. 大脑动脉环 又称 Willis 环,由两侧大脑前动脉起始段、两侧颈内动脉末端、两侧大脑后动脉借前交通动脉、后交通动脉连通共同组成,位于脑底下方、蝶鞍上方,环绕在视交叉、灰结节及乳头体周围。此动脉环将两侧颈内动脉和椎动脉相互沟通,当构成此环的任一动脉血流减少或被阻断时,可通过大脑动脉环在一定程度上使血流重新分布和代偿,维持脑的营养供应及功能活动。

（二）脑的静脉

主要收集脑和视器的静脉血,最后汇入颈内静脉。

二、脊髓的血管

（一）脊髓的动脉

脊髓的动脉主要有从椎动脉发出的1条脊髓前动脉、2条脊髓后动脉以及从降主动脉发出的节段性动脉等(图6-46)。

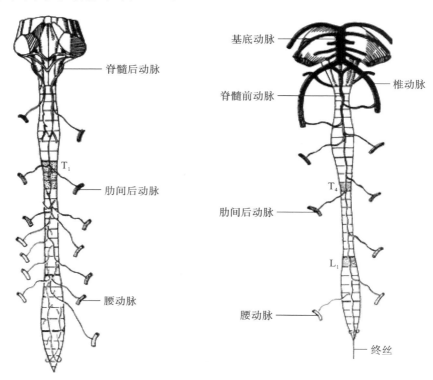

图 6-46 脊髓的动脉

（二）脊髓的静脉

脊髓的静脉血陆续集中到脊髓前、后静脉,再注入硬膜外隙内的静脉丛。

案例分析答案

案例分析

在棒球校际比赛中,一位男大学生球员被球击中右侧头部跌倒在地,但意识尚清醒。半小时后出现意识模糊、烦躁、步履蹒跚,左右摇晃,并有嗜睡、左面部下半及左臂抽搐。即刻送往医院救治,经医生检查,诊断为硬膜外血肿。

问题:1.简述脑、脊髓被膜的组成和脑脊液循环途径。

2.何为翼点？棒球击中大学生翼点部位,会造成何种损伤？

3.何为硬膜外血肿？会造成哪些症状？

巩固与练习

在线答题

巩固与练习
答案

（一）填空题

1.成人脊髓下端平第_____腰椎下缘,脊髓前角内含有_____神经元,后角内含有_____神经元,侧角内含有_____神经元。

2.脑干自上而下分为_____、_____和_____三部分。

3.下丘脑中的重要核团有_____和_____。

4.大脑皮质躯体感觉区位于_____和_____的大脑皮质;躯体运动区位于_____和_____的大脑皮质;视区位于_____的大脑皮质。

5.周围神经系统包括_____、_____和_____。

6.脊神经共有_____对,其中颈神经_____对,胸神经_____对,腰神经_____对,骶神经_____对,尾神经_____对。

7.脊神经前支构成的神经丛有_____、_____、_____和_____。

8.臂丛由_____的前支和_____前支的大部分纤维组成;该丛在_____后方比较集中。

9.胸神经前支保持明显的节段性,_____分布区相当于胸骨角平面,_____相当于男性乳头平面,_____相当于肋弓平面。

10.坐骨神经经_____出盆腔,再经_____与_____之间至大腿后面,在腘窝上角处分为_____和_____。

11.腓骨颈骨折可损伤_____神经,将出现_____群肌和_____群肌瘫痪。

12.感觉性脑神经是_____,运动性脑神经是_____,混合性脑神经是_____。含有副交感纤维的脑神经是_____。

13.动眼神经自_____出脑,经_____前行,穿_____入眶。

14.三叉神经的三个大分支是_____、_____和_____;其感觉纤维的分布在体表大致以_____和_____作为分界标志。

15.迷走神经在胸部经肺根_____,左迷走神经经食管前面下行延续为_____,右迷走神经经食管后面下行延续为_____。

16.喉上神经的_____支支配_____肌,内支分布于_____以上的_____。

17.右喉返神经绕_____,左喉返神经绕_____。

18.腮腺的分泌受_____支配,泪腺的分泌受_____支配,下颌下腺和舌下腺的分泌受_____支配。

19.躯干和四肢本体感觉、精细触觉传导通路的第一级神经元胞体位于

_____，第二级神经元胞体位于 _____，第三级神经元胞体位于 _____。

20.躯干、四肢痛、温、粗触觉传导通路的第一级神经元胞体位于 _____，第二级神经元胞体位于 _____，第三级神经元胞体位于 _____。

21.视觉传导通路的第三级神经元胞体位于 _____。

22.大脑皮质对躯体运动的调节是通过 _____ 和 _____ 实现的。

23.锥体束包括 _____ 和 _____。前者经过内囊的 _____ 部，联系的下运动神经元位于 _____；后者经过内囊的 _____ 部，联系的下运动神经元位于 _____。

24.脑和脊髓的被膜由外向内有 _____、_____ 和 _____ 三层。

25.脑的动脉来源于 _____ 和 _____。

26.脑室包括 _____、_____ 和 _____。

（二）名词解释

1.纹状体

2.内侧丘系

3.脊神经节

4.锥体交叉

5.上运动神经元

6.硬膜外隙

7.蛛网膜下隙

8.血脑屏障

（三）问答题

1.下丘脑包括哪些主要结构？

2.根据解剖学知识，分析一侧内囊出血可能损伤的结构以及相应的临床体征。

3.肱骨外科颈、肱骨干、肱骨内上髁骨折易损伤什么神经？会导致何种异常表现或手形？

4.12 对脑神经进出颅的孔、管、裂有哪些？

5.试述面神经的纤维成分、分布及损伤后的表现。

6.舌的神经支配有哪些？

7.左足背被针刺时，痛觉如何传导至大脑皮质？

8.简述脑脊液的产生部位与循环途径。

9.腰椎穿刺宜在何处进行，为什么？请说出进入的部位名称及依次经过的层次。

（马德全）

参 考 文 献

［1］ Standring S.格氏解剖学(41版)［M］.丁自海,刘树伟,译.济南:山东科学技术出版社,2017.

［2］ 陈尚,胡小和.人体解剖学［M］.北京:人民卫生出版社,2019.

［3］ 陈地龙,胡小和.人体解剖学与组织胚胎学［M］.北京:人民卫生出版社,2016.

［4］ 侯小丽,王世广.康复治疗解剖生理基础［M］.郑州:郑州大学出版社,2022.

［5］ Pansky B,Gest T.LWW解剖学精要图谱:背部、上肢和下肢［M］.欧阳钧,译.北京:北京科学技术出版社,2015.

［6］ 柏树令,丁文龙.系统解剖学［M］.9版.北京:人民卫生出版社,2018.

［7］ 丁文龙,刘学政.系统解剖学［M］.9版.北京:人民卫生出版社,2018.

［8］ 柏树令.系统解剖学［M］.2版.北京:人民卫生出版社,2010.

［9］ 崔慧先,李瑞锡.局部解剖学［M］.9版.北京:人民卫生出版社,2018.

［10］ 杨石照,孔祥玉.临床护理解剖学［M］.西安:世界图书出版公司,2021.